FORSCHUNGSBERICHTE DES LANDES NORDRHEIN-WESTFALEN

Herausgegeben
im Auftrage des Ministerpräsidenten Dr. Franz Meyers
von Staatssekretär Professor Dr. h. c. Dr. E. h. Leo Brandt

DK 599.9:611.97:611.98
611.72:612.75:591.17

Nr. 1019

Prof. Dr. med. habil. Kurt Herzog

Chefarzt der Chirurgischen Klinik der
Städtischen Krankenanstalten Krefeld

Zur Methodik der fortlaufenden graphischen Registrierung von Bewegungen der Gliedmaßengelenke des Menschen

Als Manuskript gedruckt

SPRINGER FACHMEDIEN WIESBADEN GMBH

ISBN 978-3-663-04166-5   ISBN 978-3-663-05612-6 (eBook)
DOI 10.1007/978-3-663-05612-6

Abgeschlossen am 10. Dezember 1960

G l i e d e r u n g

1. Problemstellung .... S. 5
2. Allgemeines über die Meßmethode .... S. 6
3. Spezielles über die Meßmethode .... S. 7
   a) Lichtpunktlinienschreiber .... S. 7
   b) Registrierpapier .... S. 8
   c) Einteilung des Registrierpapieres in Abbildungsbezirke für die einzelnen Lichtpunktlinienschreiber .... S. 9
   d) Sender .... S. 11
   e) Senderhalterung .... S. 13
   f) Anordnung der Sender .... S. 14
   g) Halterung für das Hüftgelenk .... S. 16
   h) Apparatur zur Messung der Hüftgelenkbeweglichkeit .... S. 18
   i) Messung der Kniegelenkbewegungen
      Messung der Fußgelenkbewegungen .... S. 21
   k) Bemerkungen zu Meßgeräten für die Armgelenke .... S. 22
4. Montage und Betrieb der Geräte .... S. 23
   a) Montage der Lichtpunktlinienschreiber und Netzanschlußgeräte .. S. 23
   b) Wahl der Vorschubgeschwindigkeit des Registrierpapieres .... S. 26
   c) Festsetzung der Bewegungsnullpunkte der verschiedenen Gelenke und Art der Zählung der Gelenkausschläge .... S. 28
   d) Schaltung zwischen Sendern und Lichtpunktlinienschreibern ..... S. 31
   e) Regeln für die Befestigung der Sender an der Versuchsperson ... S. 32
   f) Justierung der Sender .... S. 32
5. Organisation des großen Versuches .... S. 35
6. Auswertung der von den Lichtpunktlinienschreibern geschrieben Kurven .... S. 41
   a) Auswertungstisch .... S. 41
   b) Anordnung der Registrierpapierstreifen .... S. 42
   c) Deutung der Kurven .... S. 45
   d) Lesen der Einzelkurve .... S. 45
   e) Lesen von Beispielen von Einzelkurven .... S. 49
7. Bewegungsphysiologische Bemerkungen .... S. 51
   a) Allgemeines .... S. 51
   b) Tabelle der Faktoren, die die Gehbewegung beeinflussen können . S. 53
8. Schlußbemerkungen .... S. 58

1. Problemstellung

Zahlenwerte über die Größenordnung der Bewegungen der großen Gliedmaßengelenke des Menschen werden häufig in der klinischen Medizin, in der Arbeits- und Sportmedizin, vor allem in der Versicherungsmedizin benötigt. Feststehende Normalwerte über den Bewegungsumfang der verschiedenen Gelenke kann es nicht geben, da die Gelenkbeweglichkeit nicht nur zwischen den Einzelindividuen variiert, manchmal sogar zwischen rechter und linker Körperseite, sondern sich auch beim gleichen Individuum physiologischerweise die Größe der Gelenkbeweglichkeit in der Wachstumszeit und mit dem Alter ändert; sie ist außerdem beeinflußbar durch Übung. Für die praktischen Bedürfnisse sind jedoch diese Werte der anatomischen Bewegungsmöglichkeit der Gelenke nicht so sehr wichtig, wie vielmehr der Bewegungsbedarf der Gelenke bei den Bewegungen des Alltags, des Berufes und des Sportes. Obwohl in der Versicherungsmedizin bei der Begutachtung Unfallverletzter gerade der unfallbedingte Grad der Bewegungseinschränkung eine wichtige Rolle bei der Festsetzung der Rentenhöhe spielt, sind Kenntnisse über den Bewegungsbedarf der Gelenke bei den verschiedenen Berufsverrichtungen kaum bekannt, und die Begutachtung solcher Schäden bewegt sich auf schwankendem Boden. Daher ist es von großer praktischer Wichtigkeit zu wissen, in welchem Umfange die einzelnen Körpergelenke bei den verschiedenen Berufsbewegungen in Anspruch genommen werden.

Die Messung der Gelenkausschläge bei fließenden Bewegungen begegnet großen methodischen Schwierigkeiten. Als Meßmethode bietet sich sofort die Kinematographie an, aber bei kinematographischen Aufnahmen bilden sich nicht echte Winkel zwischen den einzelnen Gliedmaßenabschnitten ab, sondern die Projektionen dieser in irgendeiner Raumstellung befindlichen Winkel auf die Filmebene. Die Feststellung der echten Größe eines solchen im Raum befindlichen Gelenkwinkels würde das gleichzeitige Filmen der Bewegung mit drei Aufnahmegeräten in drei verschiedenen Ebenen vor verschiedenen Koordinatensystemen erfordern, und erst durch eine mühselige Entzerrungsarbeit könnten - vielleicht - die echten Winkelgrößen festgestellt werden. Dieses Verfahren ist in der Praxis nicht durchführbar.

Der Verfasser hat im Jahre 1943 eine Meßmethode veröffentlicht, deren Hauptcharakteristikum darin besteht, daß die Gelenkausschläge sämtlicher größeren und mittleren Gliedmaßengelenke des menschlichen Körpers zugleich während der Arbeitsbewegungen gemessen werden. Aus kriegsbedingten Gründen waren damals der technischen Durchbildung der Meßmethodik

Grenzen gesetzt. Da die in Aussicht genommene fortschreibende Meßmethodik nicht gebaut werden konnte, mußten wir vorerst uns mit der Feststellung der mit Hilfe von Schleppzeigern ermittelten Anfangs- und Endwerte der Bewegungen begnügen. Diese und andere methodischen Schwierigkeiten sollen durch die vorliegende Arbeit ausgeräumt werden.

2. Allgemeines über die Meßmethode

Für die Registrierung von Bewegungen können grundsätzlich folgende zwei Wege beschritten werden:

1. Registrierung ohne mechanische Verbindung der Registrierapparatur mit der Versuchsperson,
2. Registrierung mit mechanischer Verbindung der Registrierapparatur mit der Versuchsperson.

Zu 1. Als Methoden dieses Typs kommen die photographische oder die kinematographische Aufnahme in Betracht. Diese Verfahren haben den Vorteil, daß die Versuchsperson entweder mir garkeiner oder nur mit einer sehr leichten Registrierapparatur belastet wird und sich völlig frei bewegen kann. Dabei kann entweder die Versuchsperson in ihren gesamten Umrissen abgebildet werden, oder aber in Richtung der Längsachsen der langen Röhrenknochen können rhythmisch ein- und ausschaltbare Leuchtstäbe angebracht werden, die dann eine Schar von Lichtlinien auf dem Film ergeben. Es war oben schon angeführt worden, daß diese Methoden nicht echte Winkel zwischen Gliedmaßenabschnitten, sondern die Projektionen dieser Winkel auf die photographische Filmebene abbilden, und daß wegen der Umständlichkeit der Umwandlung der Winkelprojektionen in echte Winkel sich die Anwendung dieser Methode nicht empfiehlt.

Zu 2. Unsere zur zweiten Gruppe zu rechnende Methode beruht auf folgendem Prinzip: Bekanntlich wird der Grad der Beweglichkeit der menschlichen Körpergelenke charakterisiert durch die Zahl ihrer Freiheitsgrade. Die Bewegungsmöglichkeit eines Gelenkes in _einer_ Ebene wird als Beweglichkeit _eines_ Freiheitsgrades bezeichnet, so daß also das in einer Ebene schwingende Scharniergelenk ein Gelenk von einem Freiheitsgrad, das sich in drei Ebenen bewegende Kugelgelenk ein solches von drei Freiheitsgraden ist. Für die Zwecke unserer Messung werden die Gelenke höherer Freiheitsgrade auf Gelenke von je einem Freiheitsgrad zurückgeführt, und jeder Freiheitsgrad wird gesondert gemessen.

Die eigentliche Messung der Gelenkbewegungen geschieht mit Hilfe von elektrischen Sendern, auf deren bewegliche Teile die Bewegungen der Gelenke im Maßstab 1 : 1 übertragen werden.

Die Sender werden an Halterungen angebracht, die mit der Versuchsperson verbunden werden.

Die Sender erzeugen bei Bewegungen einen an- bzw. abschwellenden Meßstrom, der zu einem sogenannten Lichtpunktlinienschreiber geleitet wird, in welchem ein von einer lichtstarken Quecksilberdampfhöchstdrucklampe erzeugter Lichtstrahl lichtempfindliches Registrierpapier schwärzt und auf dem in Bewegung befindlichen Papier Kurven schreibt. Aus dem Kurvenausschlag auf der Ordinate kann auf die Größe, auf dem auf der Abszisse auf die Geschwindigkeit der Bewegung geschlossen werden.

3. Spezielles über die Meßmethode

<u>Apparatur</u>

<u>a) Lichtpunktlinienschreiber</u>

Der Lichtpunktlinienschreiber (Abb.1) ist ein Gerät, welches kleine Gleichströme oder Gleichspannungen und schnell veränderliche Vorgänge ohne Verstärkung mit Lichtschrift auf ein lichtempfindliches Spezialpapier aufzeichnet. Eine Quecksilberdampflampe als Lichtquelle ist so

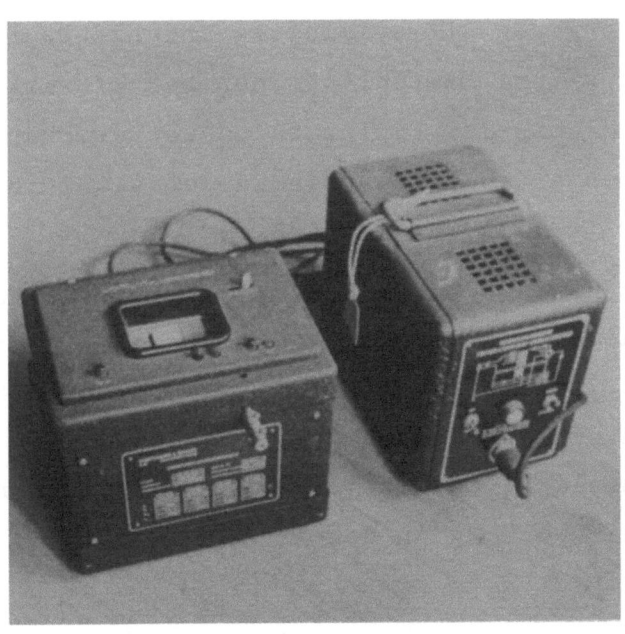

A b b i l d u n g   1

Lichtpunktlinienschreiber (links) mit Netzanschlußgerät (rechts)

lichtintensiv, daß die Lichtlinien ein sofort sichtbares Diagramm erzielen, ohne daß der Registrierpapierstreifen entwickelt oder fixiert werden muß. Die Leuchtdichte des Lichtpunktes ist so groß, daß noch bei Schreibgeschwindigkeiten von 10 m/sec sichtbare Spuren des Lichtpunktes entstehen.

Das Konstruktions- und Arbeitsprinzip des Lichtpunktlinienschreibers besteht darin, daß der annähernd punktförmige Lichtbogen dieser Quecksilberdampfhöchstdrucklampe über feste Umlenkspiegel und den drehbaren Hohlspiegel eines Meßwerkes in der Ebene der Registrierstreifen abgebildet wird. Das Registrierpapier wird durch eine Vorschubvorrichtung, die die Einstellung von drei Geschwindigkeiten gestattet, transportiert. Die für den Betrieb des Lichtpunktlinienschreibers erforderlichen Höchstspannungen werden aus dem normalen Leitungsnetz entnommen und über ein Netzanschlußgerät umgeformt.

Die hier verwendeten Lichtpunktlinienschreiber sind mit vier Meßwerken ausgestattet, so daß also auf dem Registrierpapierstreifen gleichzeitig vier Kurven geschrieben werden können.

b) Registrierpapier

Für die Zwecke des Lichtpunktlinienschreibers ist ein besonderes Registrierpapier von der Agfa entwickelt worden, das in Breiten von 35 mm, 45 mm und 60 mm in Aluminiumköchern lichtdicht verpackt geliefert wird.

Das Papier ist besonders gegen ultraviolettes und blaues Licht empfindlich. Da gedämpftes Tages- und Lampenlicht nur bei Einwirkung über eine längere Zeit in der Lage ist, das Papier zu schwärzen, kann das Papier bei Tageslicht ohne besondere Schutzmaßnahmen dem Aluminiumköcher entnommen und in die Kassette eingelegt werden.

Durch die hohe Lichtintensität des Lichtpunktes wird das Papier unmittelbar geschwärzt, ohne daß eine Entwicklung des Papieres oder nachträgliche Fixierung notwendig ist. Dadurch können die beschriebenen Streifen sofort ausgewertet werden. Es ist jedoch zu vermeiden, diese Streifen sehr hellem Tages- oder Sonnenlicht auszusetzen. Die Aufzeichnungen sind unbegrenzt haltbar bei Aufbewahrung in den Akten.

c) Einteilung des Registrierpapieres in Abbildungsbezirke für die einzelnen Lichtpunktlinienschreiber

Eine gute Abbildungsgenauigkeit der Gelenkbewegungen setzt eine genügend große Einheit der Abbildungsstrecke eines Winkelgrades voraus. Die Wahl der Einheit muß jedoch Rücksicht nehmen auf die Abmessungen der handelsüblichen Meßgeräte. Beim Lichtpunktlinienschreiber beträgt die größte Streifenbreite des Registrierpapiers 60 mm. Bei der Wahl von einem halben Millimeter Strichlänge als Einheit für die Abbildungsgröße eines Winkelgrades lassen sich die Bewegungskurven sowohl ausreichend genau beschreibern als auch analysieren. Da ein Teilsender einen Winkelbezirk von 90° abbildet, wird je Sender ein Bezirk von 45 mm Breite auf dem Registrierpapier benötigt. Da vier Lichtpunktlinienschreiber gleichzeitig auf dem 60 mm breiten Registrierpapierstreifen schreiben, läßt es sich nicht vermeiden, daß sich die Kurven der einzelnen Sender überschneiden. Der besseren Unterscheidbarkeit der Kurven halber sind die Abbildungsbereiche der einzelnen Sender, bzw. Lichtpunktlinienschreiber, jeweils um 4 mm gegeneinander versetzt, so daß sich folgende Einteilung der Abbildungsbereiche auf dem Registrierpapier ergibt: (Abb.2)

Bis zum Abbildungsnullpunkt des ersten Senders bleibt vom unteren Rand des Registrierpapiers ein Abstand von 1 mm. 4 mm in Richtung auf den oberen Rand des Abbildungsstreifens beginnt der Abbildungsbezirk des zweiten, und je 4 weitere mm höher die Bezirke des dritten und vierten Lichtpunktlinienschreibers. Sämtliche Abbildungsbezirke haben eine Breite von 45 mm. Zwischen dem oberen Ende des vierten Senders und dem oberen Rande des Registrierpapierstreifens verbleibt ein ungenutzter Zwischenraum von 2 mm.

Zur besseren Unterscheidung der vier durcheinanderlaufenden Abbildungskurven der vier Sender wäre es wünschenswert gewesen, sie zu differenzieren, etwa durch Zwischenschaltung von rotierenden Lochscheiben, die die Einzelkurven in charakteristischer Weise unterbrochen hätten. Leider sind die konstruktiven Schwierigkeiten eines nachträglichen Einbaues solcher rotierenden Lochscheiben in die Lichtlinienschreiberaggregate unüberwindlich groß.

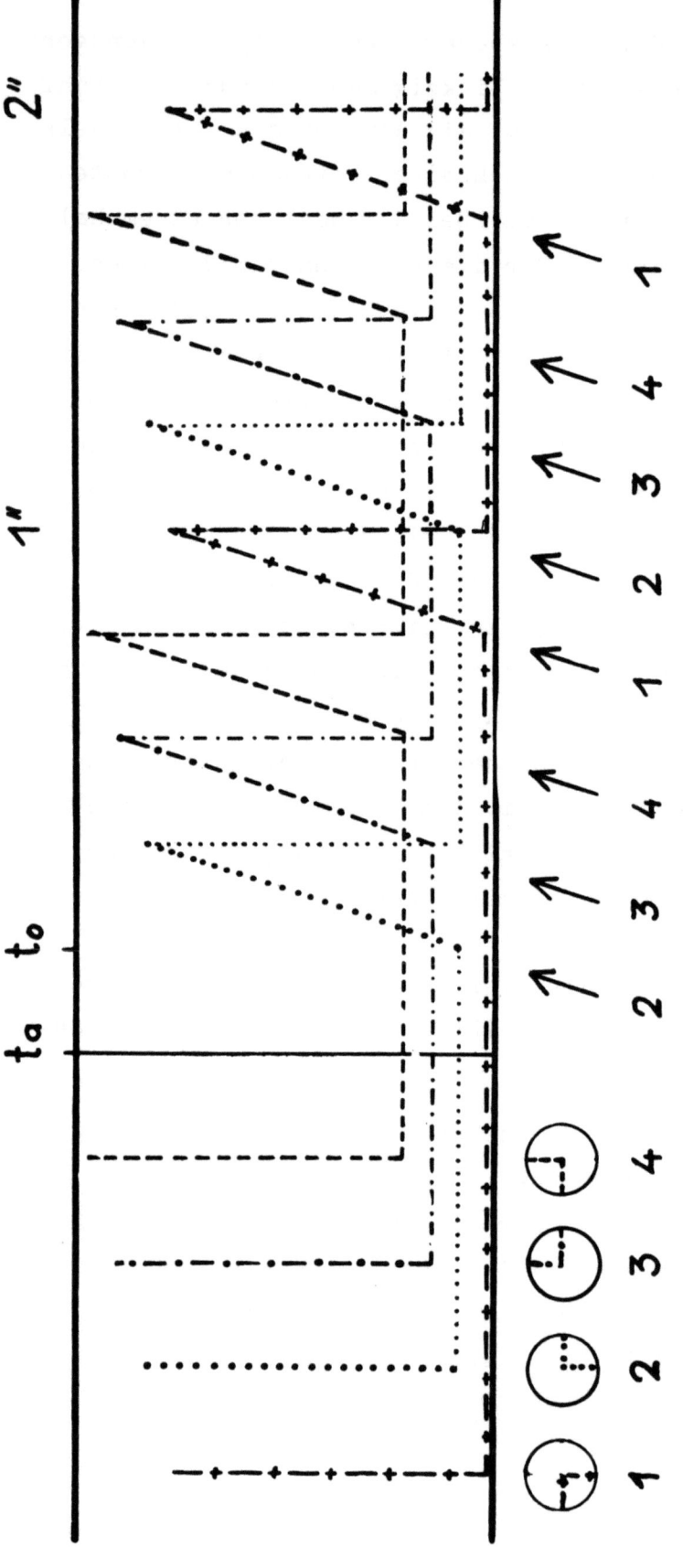

Abbildung 2

Lage der Abbildungsbezirke der Lichtpunktlinienschreiber 1 bis 4 eines Aggregates auf dem Registrierpapierstreifen

Links vier kreisförmige Sender mit jeweils einem Abbildungsbezirk von einem Lichtpunktlinienschreiber geschrieben. Die Abbildungsbezirke sind gegeneinander versetzt. Für jeden Senderbereich von einem rechten Winkel steht ein Streifen von 45 mm Breite auf dem Registrierpapier zur Verfügung. Nullstellung der Lichtpunktlinienschreiber nach oben um jeweils 4 mm gegeneinander versetzt. Am unteren Rand des Registrierpapierstreifens bleibt ein Saum von 1 mm, am oberen von 2 mm unbeschrieben.

Bei t_a soll der Vorschub des Registrierpapieres beginnen. Alle vier Lichtpunktlinienschreiber zeichnen auf ihrer Nullinie Gerade im Abstand von je 4 mm. Bei t_o Beginn einer Bewegung. Armkreisen im Schultergelenk. Die einzelnen Lichtpunktlinienschreiber nehmen entsprechend der auf einen rechten Winkel begrenzten Ablichtungsbezirke die Bewegung nacheinander auf. Nach Erreichen des Endes des Abbildungsbereiches fällt die betreffende Lichtkurve steil auf ihre Nullstellung zurück. Das Armkreisen ist zweimal hintereinander ausgeführt. Näheres siehe Text Seite 46.

Seite 10

d) Sender

Der Sender besteht aus einer Grundplatte, auf die kreisförmig eine Widerstandsspirale aus feinstem Draht montiert ist, auf der ein beweglicher Stromabnehmer schleift. Die Bodenplatte wird mit dem einen, der Stromabnehmer mit dem anderen Schenkel eines Gelenkwinkels des Körpers der Versuchsperson durch Halterungen verbunden. Dadurch werden die Gelenkbewegungsausschläge in gleicher Größe auf den Sender übertragen, in dem sie an- und abschwellende Ströme erzeugen, die zur Messung in die Lichtpunktlinienschreiber weitergeleitet werden.

Da aus besonderen Gründen, die mit dem Bewegungswinkel des Lichtpunktlinienschreibers und der Breite des Registrierpapieres zusammenhängen, nicht eine volle Umdrehung der Senderachse um volle 360° hintereinander gemessen werden kann, sondern in Teilabschnitte von rechten Winkeln zerlegt werden muß (Abb.3), zeigen die Sender einen verschiedenen Bau, der

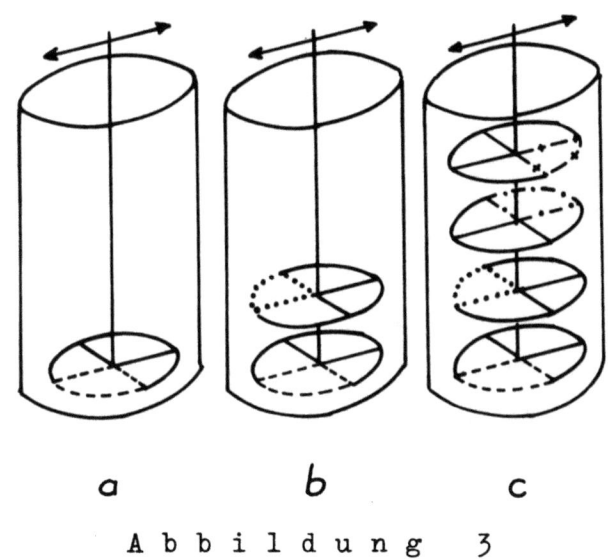

a   b   c

A b b i l d u n g   3

Bauprinzip der Einfach- und Mehrfachsender

Jeder Teilsender mißt nur einen Bewegungsbezirk von einem rechten Winkel. Für ein Gelenk mit einem Bewegungsumfang bis zu einem rechten Winkel genügt ein "Einfachsender" (a). Bei Gelenken, die eine Vollkreisbewegung beschreiben, müssen vier Teilsender übereinander angebracht werden mit jeweils um 90° versetzten Meßbereichen: "Vierfachsender" (c). Siehe auch Abbildung 4 b

sich nach der Größe des zu messenden Körpergelenkes richtet. Bewegungen von Gelenken, deren Bewegungsumfang unterhalb 90° liegen, z.B. die Frontalbewegung des Handgelenkes, werden mit einem sogenannten Einfachsender gemessen, worunter ein Sender mit einer einzigen Meßwiderstandsspule zu verstehen ist. Für die Messung von Gelenkbewegungen, die sich über einen vollen Kreis erstrecken, z.B. die Frontalbewegung des Schultergelenkes, müssen jedoch vier solcher Widerstandskreise stockwerkartig übereinander angeordnet werden, von denen jeder die Bewegungsausschläge eines rechten Winkels mißt. Nach der Zahl der Widerstandskreise wird dieser Sender als 4fach-Sender bezeichnet.

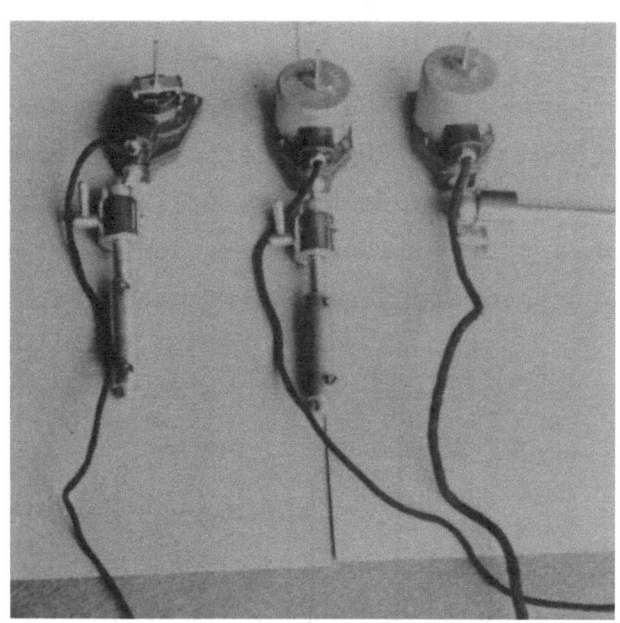

A b b i l d u n g   4a
Drei Sender mit Halterung
Linker Sender ohne Schutzkappe mit freiliegender Widerstandsspule. Rechts Halterung um 90° im Kugelgelenk abgeknickt

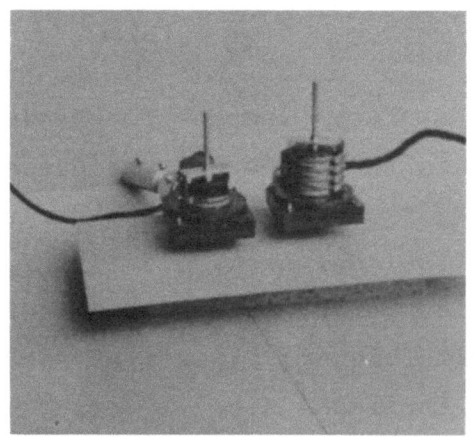

A b b i l d u n g   4b
Zwei Sender ohne Schutzhülse
Links Einfach-, rechts Vierfachsender mit einer, bzw. vier Widerstandsspulen

Die Meßspulen (Abb.4) sind von einer Schutzhülse bedeckt. Die Bodenplatte trägt Durchbohrungen, mit denen sie an der speziellen Senderhalterung befestigt werden kann. Eine dauernde Verbindung zwischen Senderbodenplatte und Senderhalterung ist deshalb nicht möglich, weil auf die Platte der Senderhalterung zum Zwecke der Justierung der Senderachsen mit den Gelenkachsen die Justiereinrichtungen angebracht werden müssen (Abb.17).

e) <u>Senderhalterung</u>

Die Halterung für die Sender besteht aus folgenden Teilen (Abb.5):
1. der Halterungshülse,
2. dem Halterungsschaft,
3. dem Kugelgelenk,
4. der Justierplatte.

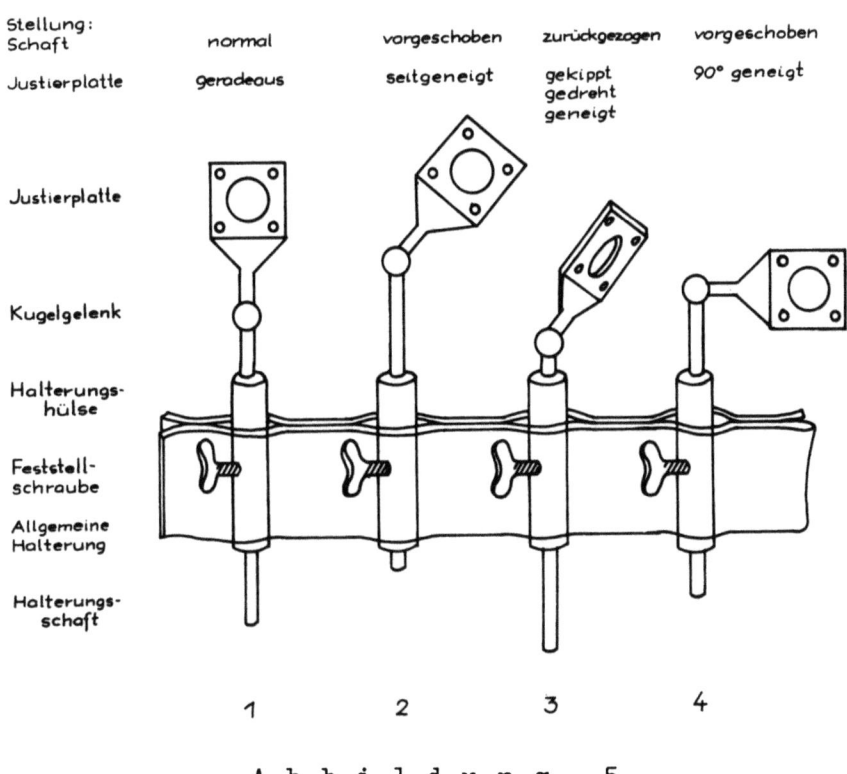

A b b i l d u n g   5

Verstellmöglichkeit der Senderhalterung
1. durch Verschieben und Drehen des Halterungsschaftes in der Halterungshülse,
2. durch Seitneigen, Vor- und Rückkippen und Drehen im Kugelgelenk

Die Halterungshülse wird mit einem Teil der allgemeinen Halterung verbunden. Die Art der Verbindung, etwa durch Verschraubung, durch Gummizüge, durch Gipsbinden o.Ä. richtet sich nach dem Einzelfall. Die Halterungshülse trägt eine zylindrische Längsdurchbohrung, um den Halterungsschaft aufzunehmen, der durch zwei Feststellschrauben arretiert werden kann. An dem einen Ende des Schaftes ist ein Kugelgelenk angebracht, das nach allen Richtungen hin gegen 40° zur Seite, nach einer Richtung jedoch um volle 90° bewegt werden kann. Es ist durch eine einfache Hebelbedienung in jeder Stellung feststellbar. Mit dem einen Schenkel des Kugelgelenkes ist die Justierungsplatte des Senders verbunden. Auf diese Platte aus röntgenstrahlendurchlässigem Material, die eine zentrale Bohrung von 30 mm hat, ist normalerweise der Sender angeschraubt. Vor Beginn eines Meßversuches wird der Sender abgeschraubt und durch das Justierungsgerät ersetzt (Abb.17), um Senderachse und Bewegungsachse des zu messenden Gelenkes miteinander in Übereinstimmung zu bringen.

f) Anordnung der Sender

Die Zahl der für die Messung der Bewegungsausschläge eines Gelenkes benötigten Sender entspricht der Zahl der Freiheitsgrade eines Gelenkes. Ein Kugelgelenk, das drei Freiheitsgrade besitzt, benötigt also drei, das nur einen Freiheitsgrad besitzende Kniegelenk einen Sender.

Unter Berücksichtigung der in den Lichtpunktlinienschreiber verwendeten Streifen des lichtempfindlichen Papieres von 60 mm Breite und der Notwendigkeit der ausreichenden Abbildungslänge eines Winkels - gewählt wurde die Einheit von 0,5 mm Strichlänge für einen Winkelgrad - wurde der Winkelbezirk, den ein Sender maximal ausmessen kann, auf 90° festgelegt. Für die konstruktive Durchbildung der Sender ergeben sich hieraus folgende Konsequenzen:

Bei Gelenken mit Bewegungsausschlägen unter 90° genügt die Anbringung eines sogenannten Einfachsenders, also eines Senders für den Meßbezirk _eines_ rechten Winkels. Bei Gelenken größerer Bewegungsausschläge bis zu 180°, etwa beim Kniegelenk, muß dagegen ein 2fach-Sender angewendet werden, der sich vom 1fach-Sender dadurch unterscheidet, daß er die Meßeinrichtung für einen zweiten rechten Winkel enthält. Entsprechendes gilt für 3fach- und 4fach-Sender. Letztere sind für Messung der Frontal- und Sagittalbewegung des Schultergelenkes nötig.

Es ist keinesfalls notwendig, daß der Beginn des Meßbezirkes eines Senders mit der Horizontalen oder Vertikalen des Raumes zusammenfällt, vielmehr wird sich die Wahl des Nullpunktes nach den Bewegungseigenarten des Gelenkes richten (Abb.6). Beispielsweise beginnt bei vielen Sagittal-

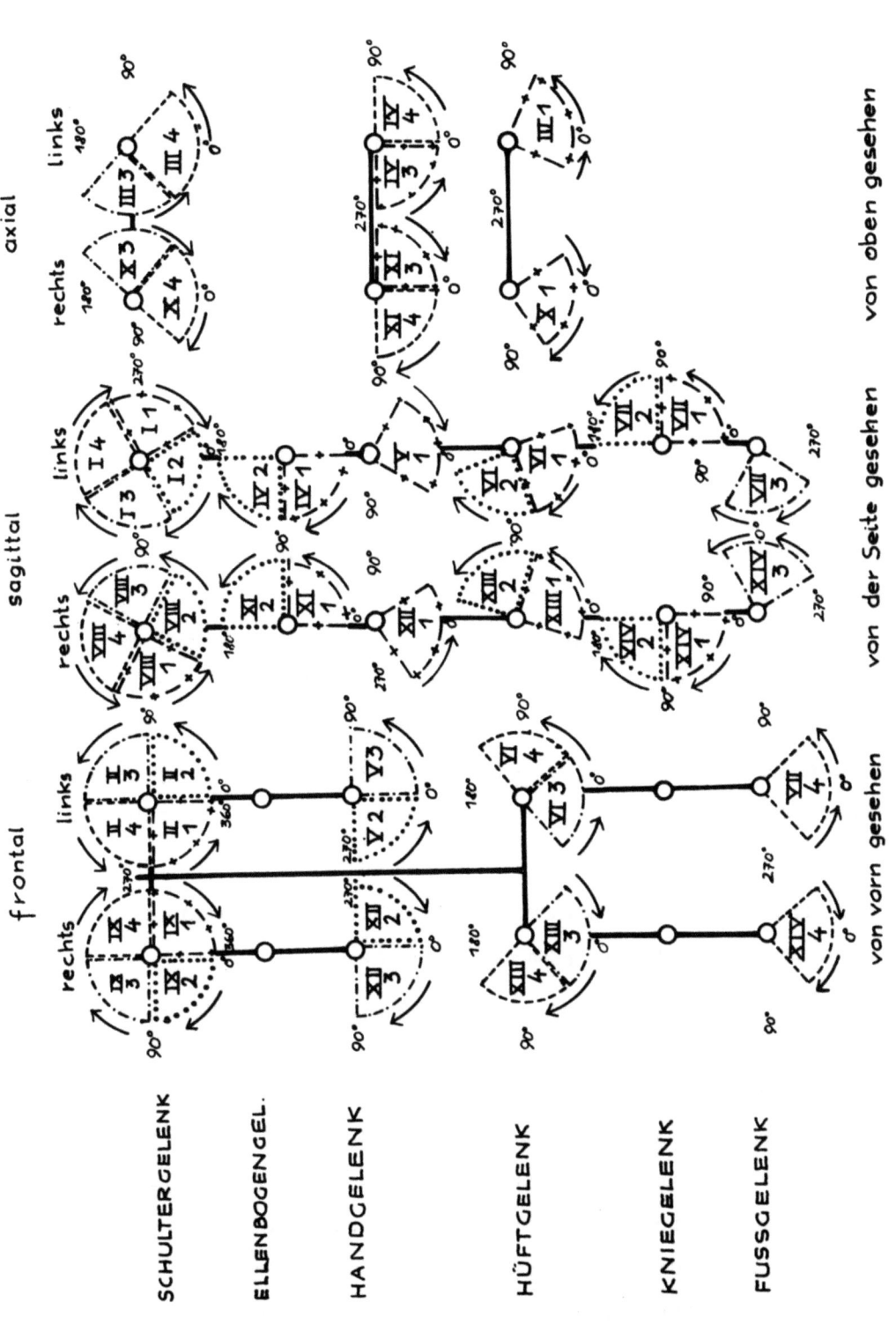

Abbildung 6

Meßbereiche der einzelnen Sender, eingezeichnet in ein Schema der Gelenke des menschlichen Körpers

Die Meßbezirkgrenzen der einzelnen Sender von je einem rechten Winkel müssen nicht mit der Horizontalen oder der Vertikalen zusammenfallen. Die Begrenzung richtet sich nach bewegungsphysiologischen Gesichtspunkten. Die römischen Zahlen beziehen sich auf die Aggregate, die arabischen auf deren Lichtpunktlinienschreiber. Die Zahlen außerhalb der Kreise und Kreissegmente und die Pfeile beziehen sich auf die Zählrichtung der Winkelgrade des betreffenden Gelenkes (s.S. 16)

bewegungen des Schultergelenkes die Bewegung 10° - 20° - 30° hinter der Frontalebene der Versuchsperson. Würden die Sendergrenzen mit der Horizontalen oder Vertikalen zusammenfallen, so würden diese Sagittalbewegungen beim Durchgang durch die Senkrechte in ihren Abbildungslinien unterbrochen werden, was die Anschaulichkeit der Kurve stört und die Auswertung erschwert. Aus diesem Grunde ist der Nullpunkt des ersten Teilsenders auf 330° gelegt, und die restlichen drei Sendernullpunkte sind in der gleichen Weise gedreht. Dies hat also den Vorteil, daß sich die Bewegungen von 330° über 0 bis 60° in ununterbrochener Linie abbilden. In diesem Bezirk finden die meisten Sagittalbewegungen des Schultergelenkes statt.

g) Halterung für das Hüftgelenk

Die Bewegungen des über drei Freiheitsgrade verfügenden Hüftgelenkes werden in folgender Weise in Bewegungen eines Freiheitsgrades aufgelöst:

In etwa 25 cm Seitenabstand vom Hüftgelenk wird in genauester sagittaler und frontaler Ausrichtung ein weiter unten genauer beschriebenes Gelenk angeordnet, welches durch eine Gestängehalterung mit dem Becken der Versuchsperson mit Hilfe von Gips- oder Stärkebinden verbunden wird. Der Oberschenkel wird in einem aus zwei kreisförmigen, konzentrischen Metallringen, die sich kugelgelagert gegeneinander bewegen können, "gesteckt", und diese Kreishalterung wird mit dem oben genannten Gelenk durch geeignete Gestänge verbunden.

Im einzelnen werden die drei Bewegungsrichtungen des Hüftgelenkes nach folgenden Prinzipien unterteilt und gemessen (Abb.7):

1. Zur Übertragung der Sagittalbewegung wird eine einfache Mitnehmerstange benutzt, (Abb.7c und d),
2. Die Übertragung der Frontalbewegung geschieht nach dem Prinzip eines gleichschenkeligen Gelenkviereckes, bei dem Abschnitte der Oberschenkel- und Beckenknochen Teile dieses Gelenkviereckes sind. Die restlichen Teile bestehen aus Leichtmetallstangen (Abb.7a und b).
3. Die Messung der Axialbewegung erfolgt dadurch, daß sich der mit dem Oberschenkel fest verbundene innere Ring des Doppelringkörpers mit einem Zahnkranz gegen ein Zahnsegment des äußeren, fest mit der allgemeinen Halterung verbundenen Kreises bewegt und die Axialbewegungen im Maßstab 1 : 1 unmittelbar auf den Sender überträgt (Abb.7e).

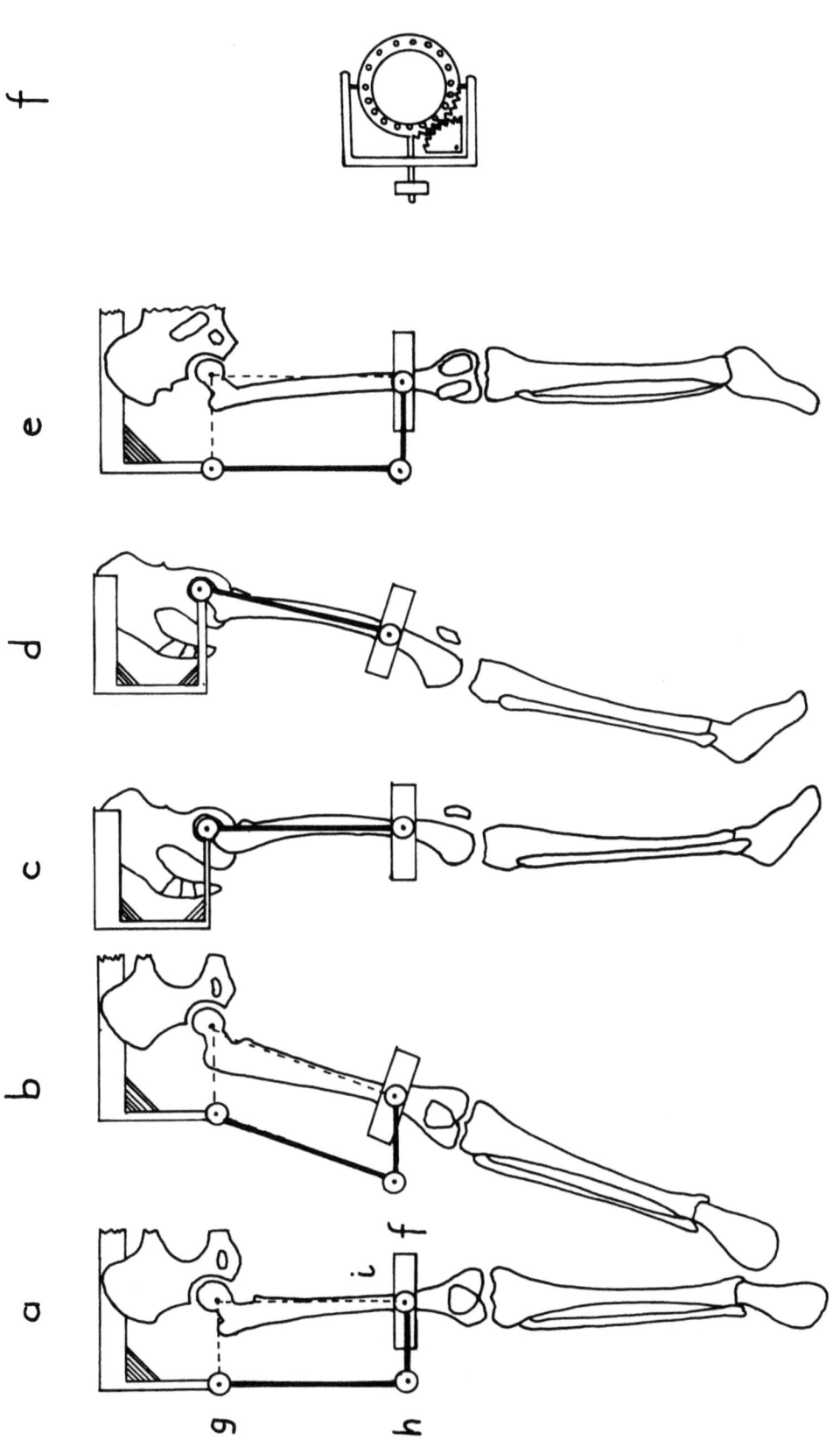

Abbildung 7

Zerlegung der in drei Raumebenen stattfindenden Bewegungen des Hüftgelenkes in drei Einzelbewegungen je eines Freiheitsgrades

Messung der Frontalbewegungen nach dem Prinzip des Gelenkvierecks. Messung der Sagittalbewegungen durch Mitnehmergestänge. Messung der Axialbewegungen durch am Oberschenkel befestigten Doppelkreiskörper mit Zahnsegmenten

h) Apparatur zur Messung der Hüftgelenkbeweglichkeit

Als die eigentliche Mitte der Meßapparatur (Abb.8) kann der Kubus m angesehen werden. Der Schnittpunkt der Längsachse seines Drehzapfens n mit der Längsachse der Durchbohrung o bildet den Mittelpunkt eines Gelenkes, welches die Sagittal- und Frontalbewegungen mißt. Er entspricht dem Mittelpunkt des Hüftgelenkes.

An den Kubus m schließen sich nach hinten und oben die zur Beckenhalterung führenden Geräteteile an, nach unten und mittewärts die zu einer Gabel führenden Teile, in die ein Doppelringkörper gelagert ist, welcher am Oberschenkel der Versuchsperson angreift.

Der Drehzapfen n des Körpers m bewegt sich im Drehlager k des Zwischenstückes i, in dessen Gleitlager l-l' die Stäbe h-h' des Zwischenstückes g sich verschieben können. Rechtwinklig zu h-h' sind zwei weitere Gleitstäbe f und f' angeordnet, die von den Gleitlagern e und e' des Doppelgleitstückes c aufgenommen werden, das auf die Beckenhalterung b-a-a' geschoben werden kann, dessen Stangen a und a' in d und d' gleiten können. Der Körper b hält die mit dem Becken der Versuchsperson zu verbindenden Stangen a-a' auseinander und arretiert sie gegeneinander.

Im Drehlager c des Mittelstückes m laufen die Teile p und p' einer Gabel, deren Enden q und q' in den Gleitlagern der Drehzapfen s und s' geschoben werden. Die Drehzapfen t und t' der Drehkörper bewegen sich im Gleitlager v.

In die Gleitlager w und w' des Körpers r werden die Gleitstäbe x und x' gesteckt, die der Beginn einer Halterung für den Doppelring C sind. x und x' bilden jenseits des Arretierungskörpers y einen U-förmigen Bogen, an dem die Gabel z mit Schrauben befestigt ist. Die Gabel z dient dem Doppelringkörper C als Lagerhalterung. Die eigentlichen Drehlager befinden sich bei d und d'. Am Innenring von C ist ein Zahnviertelkreis angebracht, der in ein Zahnsegment D greift, welches auf einer Platte A gelagert ist, die mit dem Außenring fest verbunden ist.

Der Mittelkörper m kann mit Hilfe der Körper i, g und e genau in die Frontal- und Sagittalebene des Hüftgelenkes ausgerichtet werden. Die am Körper r und seinen Drehzapfen angreifenden Gestängeteile erlauben eine genaue Einstellung des Doppelkörpers c in der Sagittalebene des Hüftgelenkes.

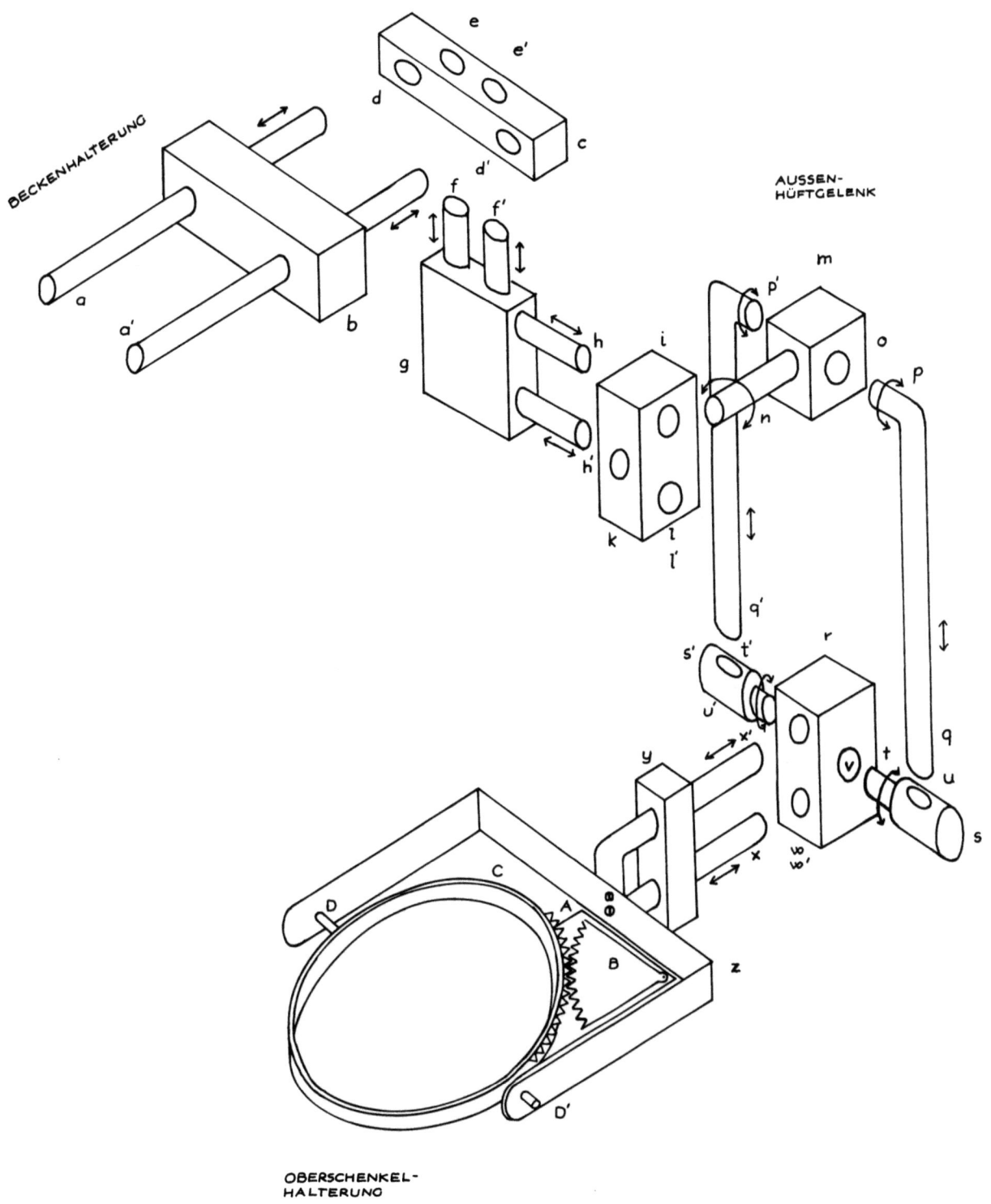

Abbildung 8

Konstruktionsschema der Meßeinrichtung für das Hüftgelenk

Zwischen der am Becken angebrachten Halterung (links oben) und der am Oberschenkel angreifenden Halterung befindet sich das Meßgestänge mit dem Außenhüftgelenk als Mittelpunkt. Näheres siehe Text.

Die Sagittal- und Frontalbewegungen des Hüftgelenkes übertragen sich auf die Achsen des Mittelstückes m, die Axialbewegungen des Hüftgelenkes auf das Zahnsegment B.

Die Abbildung 9 zeigt Aufnahmen der Meßapparatur für das Hüftgelenk.

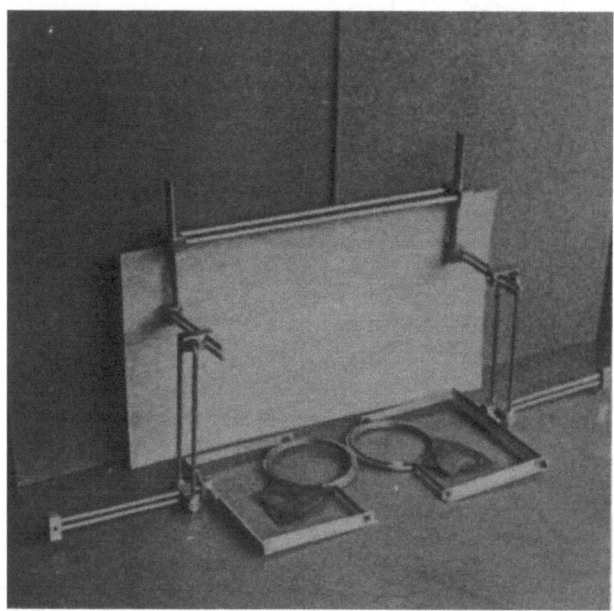

a) Übersichtsaufnahme: oben Beckenhalterung, in halber Höhe Hüftaußengelenk, unten Kreisdoppelring für den Oberschenkel mit Zahnsegmenten

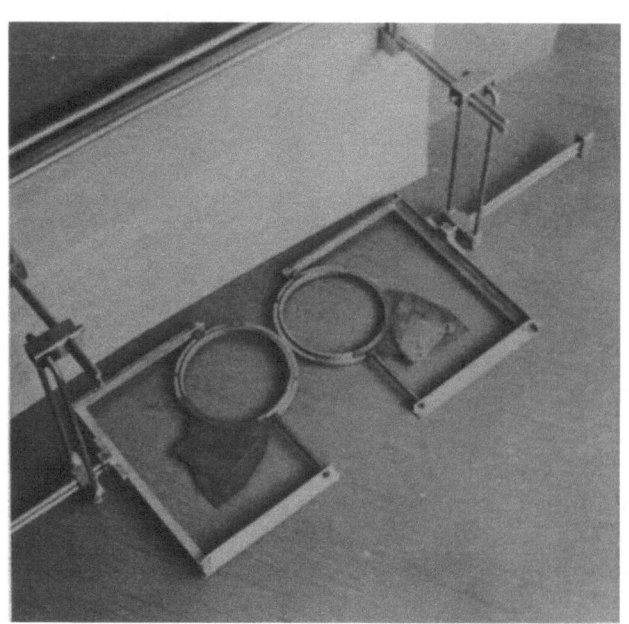

b) Detailaufnahme

A b b i l d u n g   9a und b
Halterung und Meßapparatur für die Hüftgelenke

i) Messung der Kniegelenkbewegungen - Messung der Fußgelenkbewegungen

Das gewöhnlich als Scharniergelenk bezeichnete Kniegelenk ist streng genommen ein Gelenk von zweigradiger Freiheit, denn es kann beugen und strecken, sowie in einer zweiten Ebene drehen, freilich nur in einem verhältnismäßig kleinen Bewegungsbezirk, denn bei voller Streckstellung des Kniegelenkes sind Drehbewegungen des Unterschenkels gegen den Oberschenkel nicht möglich. Bei unserer Methodik ist jedoch die Mitmessung der Drehbewegung im Kniegelenk nicht vorgesehen. Demzufolge bedarf es beim Kniegelenk, wenn wir es als Gelenk eines einzigen Freiheitsgrades ansehen, keiner besonderen Zerlegung der Bewegung, vielmehr kann diese unmittelbar durch einen Sender gemessen werden (Abb.10).

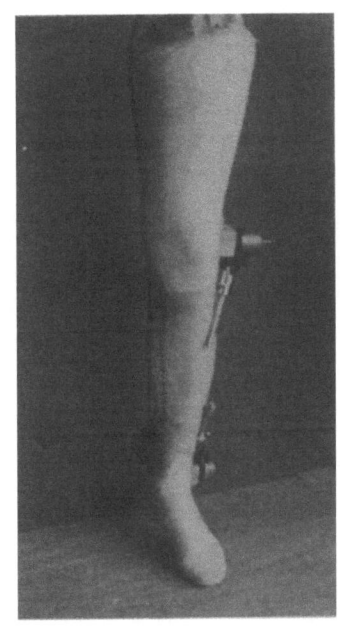 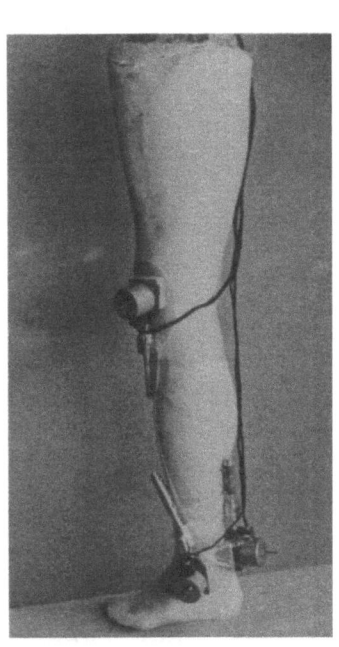

a) Ansicht von vorn, innen   b) Ansicht von hinten, außen

A b b i l d u n g   10a und b

Halterung zur Messung der Knie- und Fußgelenkbewegung auf einer (in der Abbildung schwer erkennbaren) Kunststoffschiene (nach Abb.11) am Gipsmodell

In dem als Fußgelenkgegend bezeichneten Körperabschnitt befinden sich zwei Gelenke, und zwar das obere Sprunggelenk, in dem in der Sagittalebene die Hebe- und Senkbewegungen des Fußes stattfinden, und das untere Sprunggelenk, dessen Achse schräg zu der des oberen Sprunggelenkes verläuft; in ihm erfolgen die Kipp- und Kantbewegungen des Fußes. Da beide Gelenke nur einen Freiheitsgrad haben, werden ihre Bewegungsausschläge unmittelbar durch einen Sender aufgenommen (Abb.10).

Der Unterschenkel hat an seiner vorderen Schienbeinkante und an der ihr benachbarten Vorderinnenfläche, sowie an den Knöchelgegenden Gebiete, an denen der Knochen nur mit einer verhältnismäßig dünnen Weichteilschicht bedeckt ist. Diese Gegenden eignen sich daher zur Anmodellierung einer aus leichtem Gießharz hergestellten Teilhülse als Gesamthalterung für die drei Sender des Kniegelenkes und der beiden Fußgelenke (Abb.11). Diese Form der Halterung hat den großen Vorteil, daß sie schon am Tage

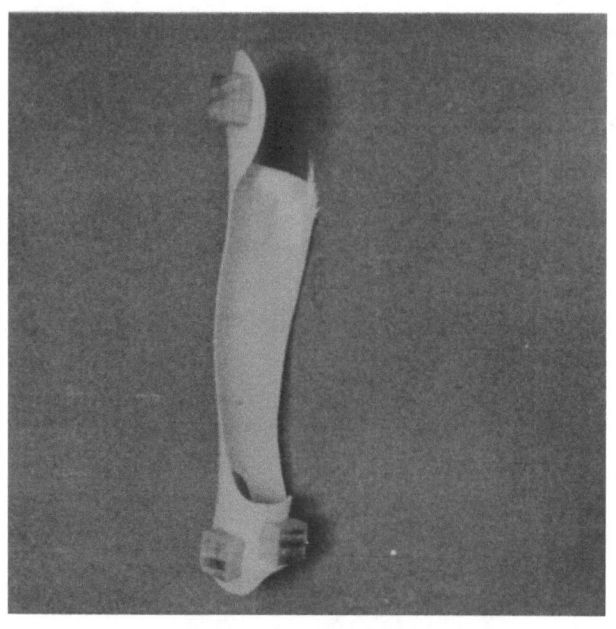
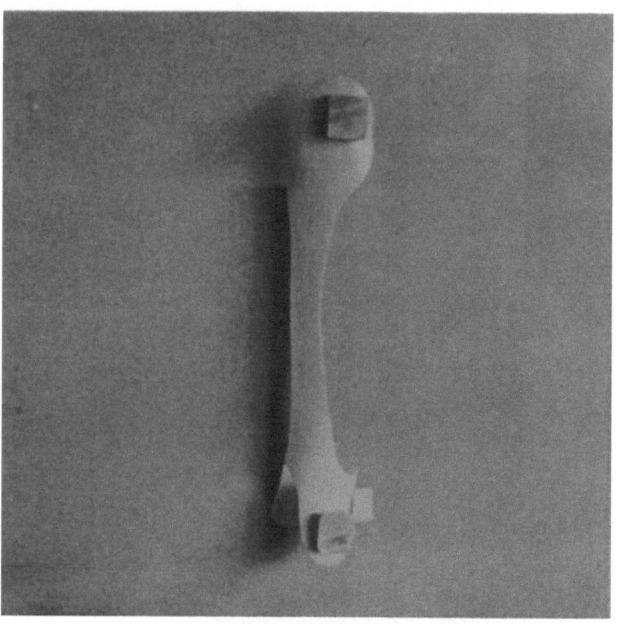

a) Ansicht von hinten   b) Seitenansicht

A b b i l d u n g   11

Am Unterschenkel anzuwinkelnde Halterung für die zur Messung der Knie- und Fußgelenke benötigten Sender

Lage der Sender durch Klötzchen angedeutet

vor einem großen Meßversuch angelegt werden kann und die Gelenkmittelpunkte justiert werden können. Die Kunststoffhülse wird mit Hilfe einer elastischen Binde an den Unterschenkel angewickelt.

k) Bemerkungen zu Meßgeräten für die Armgelenke

Die Konstruktion der Halterungen und Meßgeräte für die Gelenke der Arme erfolgte nach den gleichen Grundsätzen, wie sie für die Beine entwickelt worden sind. Es ist jedoch folgendes zu beachten: Die Messung der Wendebeweglichkeit der Hand (Pro- und Supination) bietet wegen der Anbringung der sperrigen Meßapparatur in Handgelenknähe gewisse Schwierigkeiten.

Die Messung der Gelenkausschläge des Schultergelenkes wird mit wachsender Größe der Bewegungsausschläge aus folgendem Grunde zunehmend ungenauer: Während im Bereiche der unteren Extremität der Oberschenkelknochen mit dem Beckenknochen durch das Hüftgelenk unmittelbar verbunden ist, sind an der oberen Extremität zwischen Oberarmknochen und Rumpf noch das Schulterblatt und das Schlüsselbein geschaltet, zwei Knochen, die sich selbst bewegen können und von deren Bewegungen die räumliche Stellung des Schultergelenkes beeinflußt wird. Das Schultergelenk kann also im Gegensatz zum Hüftgelenk seine räumliche Lage zum Rumpf verändern, wodurch die Schwierigkeiten hinsichtlich der Festlegung der Ruhe-(Null-)Stellung des Gelenkmittelpunktes mit allen sich daraus ergebenden Folgen für die Meßgenauigkeit entstehen.

4. Montage und Betrieb der Geräte

a) Montage der Lichtpunktlinienschreiber und Netzanschlußgeräte

Um die 14 Lichtpunktlinienschreiberaggregate und die dazugehörigen 14 Netzanschlußgeräte leicht transportieren zu können, sind diese in zwei Gruppen von je sieben Aggregaten und Netzanschlußgeräten auf Wagen montiert (Abb.12a und b, Abb.13).

Bei den Abmessungen der Wagen war zu berücksichtigen, daß ein gewisses Gesamtgewicht einer Wageneinheit nicht überschritten werden durfte, daß die Wageneinheit leicht fahrbar sein muß und daß sich die Einheit leicht auf ein Fahrzeug zum Transport über längere Strecken laden lassen muß. Da die Montage aller Lichtpunktlinienschreiber hintereinander einen in seiner Länge und seinem Gesamtgewicht unvorteilhaftes Gebilde ergeben hätte, wurden die Geräte auf zwei gleichgroße Wagen montiert.

Ein solcher Wagen besteht aus einem Chassis, das auf einem in der Mitte angebrachten Räderpaar läuft. Das Chassis hat zwei Stockwerke. In dem unteren sind die Netzanschlußgeräte, auf der oberen Ebene die Lichtpunktlinienschreiber untergebracht. Das die obere Ebene darstellende Brett ist an seinen Längsseiten durch zwei schmalere Bretter verbreitert, die mit dem Hauptbrett durch Scharniergelenke verbunden sind und beim Transport hochgeklappt werden können. Auf dem einen Seitenbrett sind an Schwenkarmen Trommeln aus Weißblech angesteckt, die das lichtempfindliche Registrierpapier aufnehmen. Auf der anderen Seite sind ebenfalls Trommeln, jedoch wesentlich größeren Formates angebracht, die zur Aufnahme des Registrierpapieres nach dem Durchlaufen des Lichtpunktlinienschreibers dienen.

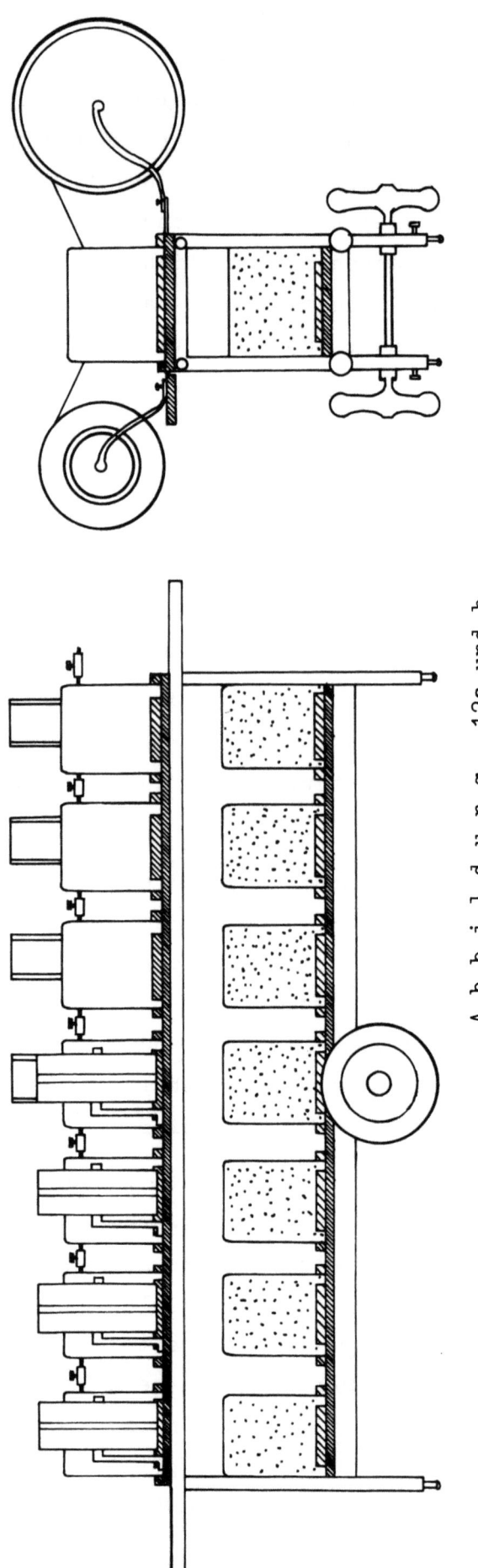

Abbildung 12a und b

Transportwagen für sieben Lichtpunktlinienschreiberaggregate mit den dazugehörigen Netzanschlußgeräten

Das aus Stahlrohr angefertigte Chassis ist fahrbar. Im unteren Stockwerk die sieben Netzanschlußgeräte, im oberen Stockwerk die Lichtpunktlinienschreiberaggregate. Die ersten drei Lichtpunktlinienschreiber links werden durch die Trommeln für das unbelichtete Registrierpapier z.T. verdeckt. Hinter den drei letzten die großen Trommeln für das belichtete Registrierpapier. Vor dem mittleren Lichtpunktlinienschreiber eine kleine, hinter ihm eine große Trommel. Die Vorschubachsen der Lichtpunktlinienschreiber für das Registrierpapier sind durch Kupplungen verbunden.

Seite 24

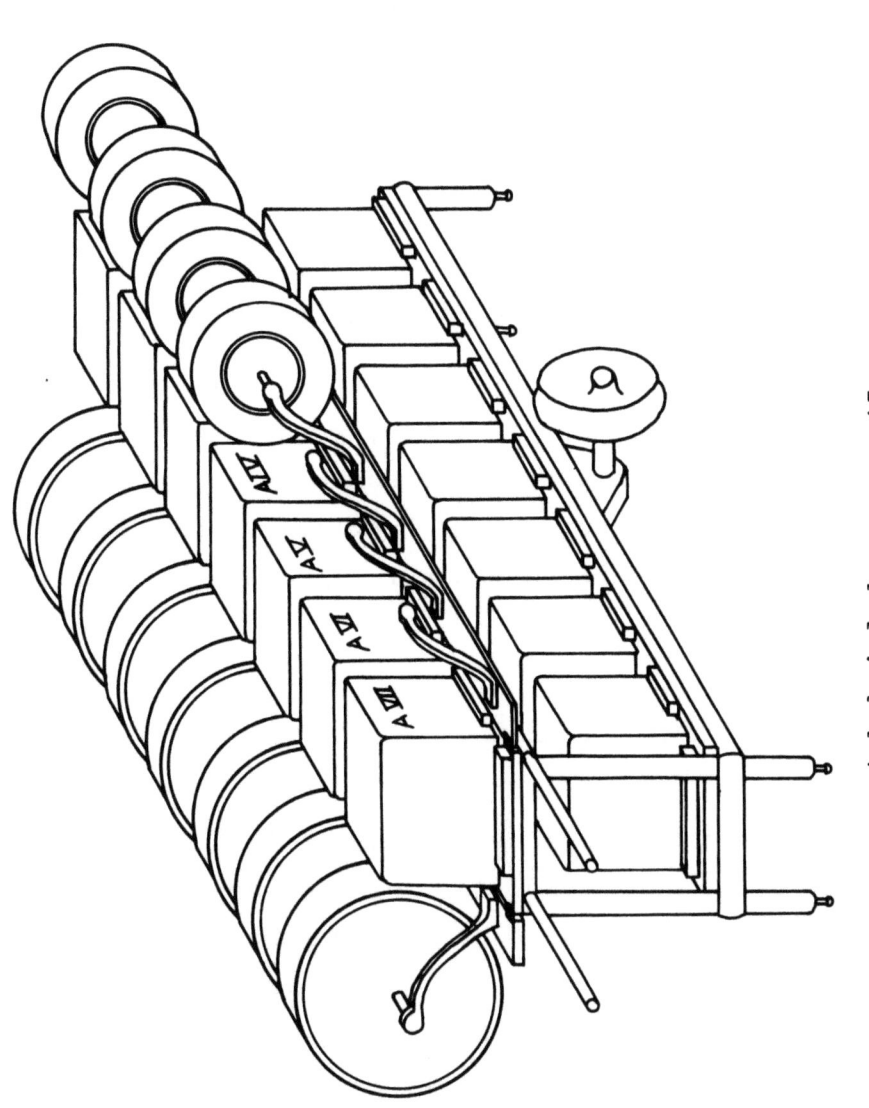

Abbildung 13

Transportwagen für Lichtpunktlinienschreiberaggregate und Netzanschlußgeräte

Ansicht in Parallelperspektive (s. auch Abb.12a und 12b)

Sowohl die Lichtpunktlinienschreiber als auch die Netzanschlußgeräte sind nicht starr mit den beiden Chassisebenen verbunden, sondern sie rasten in den aus Holzstäben bestehenden Halterungen ein, um bei Betriebsstörungen jederzeit rasch durch eine andere Apparatureinheit ersetzt werden zu können. Außerdem hat diese lockere Verbindung den Vorteil, daß Lichtpunktlinienschreiber und Netzanschlußgeräte beim Laden des insgesamt ein großes Gesamtgewicht aufweisenden Wagens auf einen Lastwagen der Wagen in die leicht hebbaren Einheiten zerlegt werden kann.

Die Achsen derjenigen Triebwerke der einzelnen Lichtpunktlinienschreiber, die den Vorschub des Registrierpapieres bewirken, sind durch zwischengeschaltete Kupplungsstücke sämtlich miteinander verbunden, so daß sich auf diese Weise etwaige Differenzen in der Vorschubgeschwindigkeit einzelner Lichtpunktlinienschreiber ausgleichen und Fehlauswertungen vermieden werden. Auch die Kupplungen sind leicht auswechselbar.

Werden bei einem Versuch sämtliche 14 Aggregate und damit beide Wagen benutzt, so werden diese hintereinandergestellt, gemeinsam elektrisch geschaltet und erste Lichtpunktlinienschreiberachse des einen Wagens mit der letzten des anderen ebenfalls durch eine Kupplung verbunden, so daß sämtliche Aggregate die gleiche Vorschubgeschwindigkeit des Registrierpapieres haben.

b) Wahl der Vorschubgeschwindigkeit des Registrierpapieres

Die Zeitlinie entspricht der Abszisse des rechtwinkeligen Koordinatensystems, in das der als Koordinatenzeichner wirkende Lichtlinienstrahl die Bewegungsausschläge der Sender, bzw. der Gelenke markiert. Höhere Vorschubgeschwindigkeiten bewirken das Auseinanderziehen der Bewegungskurve, was Vor- und Nachteile haben kann. Bei einer langsam ausgeführten Bewegung wird die Bewegungskurve bei sehr starkem Vorschub, etwa bei 100 mm/sec, so stark auseinandergezogen werden, daß kleinere Temposchwankungen vom Auge des Beobachters kaum noch erfaßt würden, die bei einem langsamen Vorschub durchaus eindrucksvoll sein können. Andererseits würde ein langsamer Vorschub bei einer schnellen Bewegung Einzelheiten der Bewegungskurven nicht ausreichend klar differenzieren.

Die besten Darstellungsergebnisse sind zu erwarten, wenn die Vorschubgeschwindigkeit des Papieres nach der Geschwindigkeit der Bewegungsabläufe gewählt wird. Dabei kann es bei Bewegungsabläufen mit besonders rasch verlaufenden Einzelphasen, wie z.B. die Abwurfphase beim Speerwerfen, zweckmäßig sein, die Bewegungskurve gleichzeitig vom Lichtpunktlinienschreiber mit verschieden großem Vorschub aufzeichnen zu lassen.

Besondere Aufmerksamkeit verdient bei der gleichzeitigen Registrierung der Bewegungen durch Lichtpunktlinienschreiber und Film die Größe des Vorschubes des Abbildungsmaterials in der Zeiteinheit (Abb.14).

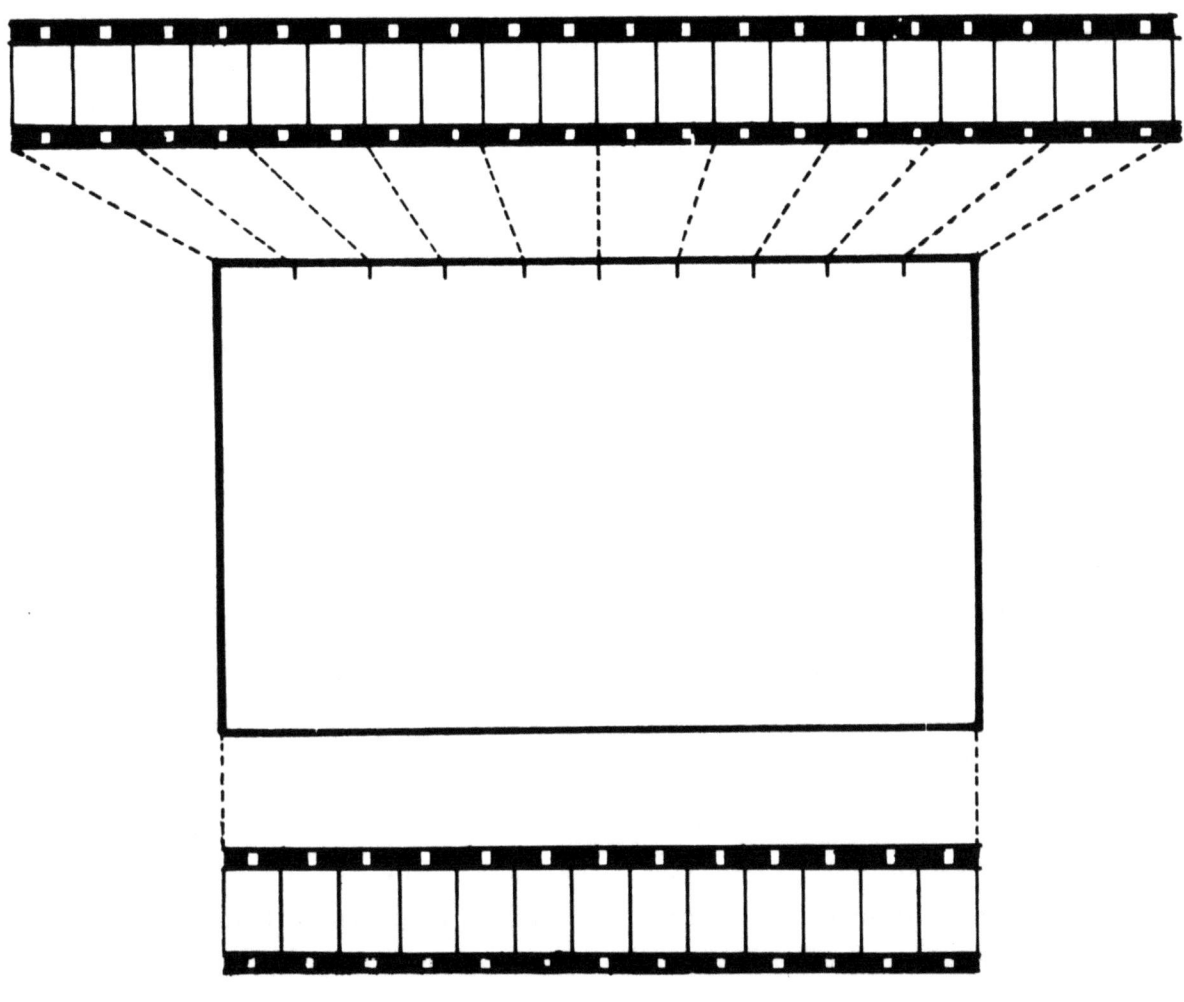

Abbildung 14

Längenverhältnisse von Registrierpapierstreifen und 16 mm-Schmalfilmstreifen bei 1 Sekunde Laufzeit. Vorschubgeschwindigkeit des Papieres
100 mm

Obere Streifen: 16 mm Schmalfilm bei 20 Aufnahmen
Streifenlänge 155 mm

Mittelstreifen: 60 mm-Registrierpapier
Streifenlänge 100 mm

Unterstreifen: 16 mm-Schmalfilm bei 13 Aufnahmen
Streifenlänge 99,8 mm,

also fast die gleiche Länge wie der Registrierpapierstreifen.

Bekanntlich entstehen beim Filmen in Normaltempo 16 Aufnahmen je Sekunde. Da die Breite eines Einzelbildes bei Verwendung von 16 mm-Schmalfilm knapp 8 mm beträgt, ergibt sich ein Filmverbrauch von 120 mm. Dieser Wert steht in keinem günstigen Verhältnis zum Papiervorschub der Lichtpunktlinienschreiber von 100 mm/sec. Der Vorschub des Filmmaterials läßt sich jedoch durch folgende zwei Möglichkeiten dem Vorschub des Registrierpapieres anpassen:

a) Bei Reduzierung der Bildzahl je Sekunden von 16 auf 13 ergibt sich ein Filmverbrauch von etwa 10 cm Länge, also der gleichen Länge des Vorschubes des Registrierpapieres. Legt man dann bei der Auswertung der Lichtpunktlinienkurven den Filmstreifen neben den Registrierpapierstreifen, so wird die Lichtpunktlinienschreiberkurve durch das der gleichen Bewegungsphase entsprechende Filmbild illustriert, was die Auswertung der Kurven erleichtert.

b) Bei Erhöhung der Sekundenbildzahlen von 16 auf 20 entfallen auf je 1 cm Kurvenlänge auf dem Registrierpapier zwei Filmbilder. Mit Hilfe eines Rasters lassen sich die Filmbilder ohne Schwierigkeiten den entsprechenden Stellen der Kurve auf dem Registrierpapier zuordnen.

c) <u>Festsetzung der Bewegungsnullpunkte der verschiedenen Gelenke und Art der Zählung der Gelenkausschläge</u>

In der klinischen Medizin und in anderen Wissenschaftsgebieten, in denen die Messung von Gelenkausschlägen von Interesse ist, besteht keine allgemeine Übereinkunft über die Festsetzung der Bewegungsnullpunkte der Gelenke. Der leichten Anschaulichkeit halber setzen wir für unsere Untersuchungen folgende Nullpunkte fest (Abb.6):

Wenn sich die Versuchsperson in einer Grundstellung befindet, die sich von der üblichen militärischen dadurch unterscheidet, daß die Füße nicht in nach außen offenem Winkel, sondern parallel zueinander gesetzt werden und daß die Arme nicht mit angewinkelten, sondern mit gestreckten Ellenbogengelenken und flachen Händen an die Außenseite der Oberschenkel gelegt werden, befinden sich die Gelenke in der Nullstellung. Von hier aus beginnt die Winkelzählung, in der Sagittalebene in Richtung der Vorwärtsbewegung, in der Frontalebene in Richtung der Seitwärtsbewegung nach außen und in der Axialebene in Richtung der Auswärtsdrehung. Eine Ausnahme muß jedoch beim Kniegelenk gemacht werden, da sich diese in der Sagittalebene vom Nullpunkt aus nicht in Vorwärts-, sondern nur in Rückwärtsrichtung bewegen kann.

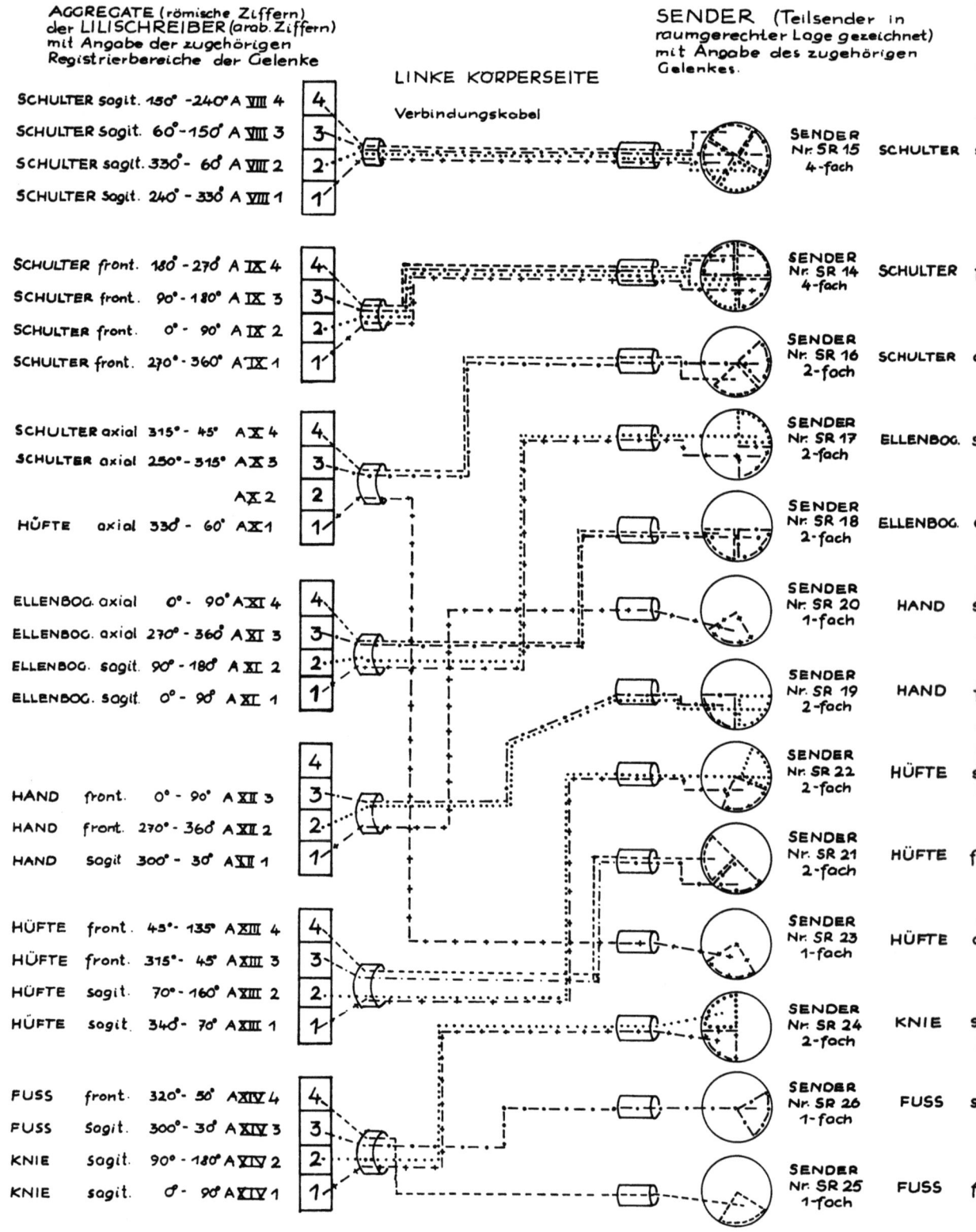

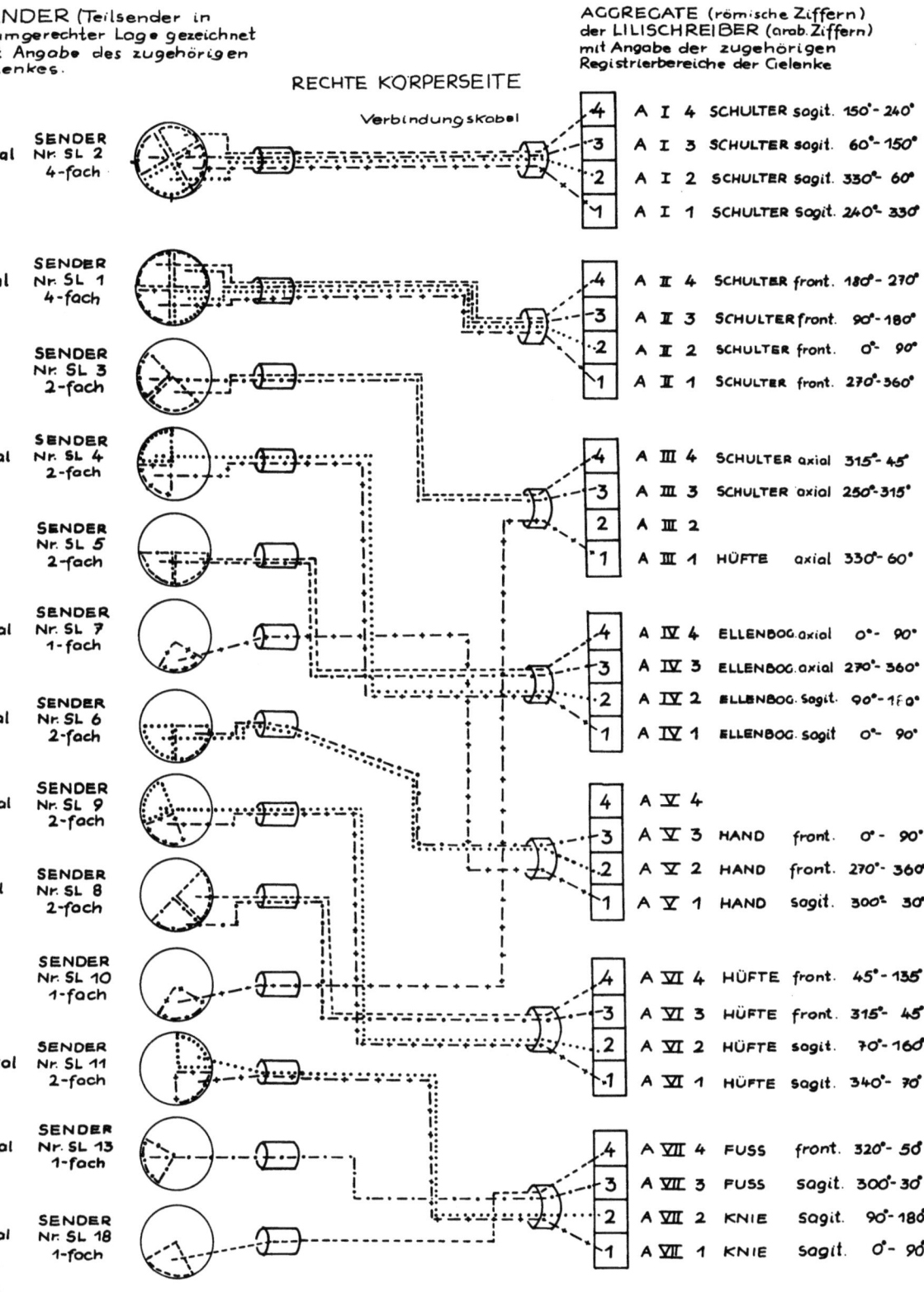

NDER (Teilsender in mgerechter Lage gezeichnet Angabe des zugehörigen enkes.

RECHTE KÖRPERSEITE

Verbindungskabel

AGGREGATE (römische Ziffern) der LILISCHREIBER (arab. Ziffern) mit Angabe der zugehörigen Registrierbereiche der Gelenke

Sender	Nr.		Aggregat	Gelenk	Bereich
SENDER Nr. SL 2	4-fach		A I 4	SCHULTER sagit.	150°–240°
			A I 3	SCHULTER sagit.	60°–150°
			A I 2	SCHULTER sagit.	330°–60°
			A I 1	SCHULTER sagit.	240°–330°
SENDER Nr. SL 1	4-fach		A II 4	SCHULTER front.	180°–270°
			A II 3	SCHULTER front.	90°–180°
			A II 2	SCHULTER front.	0°–90°
SENDER Nr. SL 3	2-fach		A II 1	SCHULTER front.	270°–360°
SENDER Nr. SL 4	2-fach		A III 4	SCHULTER axial	315°–45°
			A III 3	SCHULTER axial	250°–315°
			A III 2		
SENDER Nr. SL 5	2-fach		A III 1	HÜFTE axial	330°–60°
SENDER Nr. SL 7	1-fach		A IV 4	ELLENBOG. axial	0°–90°
			A IV 3	ELLENBOG. axial	270°–360°
			A IV 2	ELLENBOG. sagit.	90°–180°
SENDER Nr. SL 6	2-fach		A IV 1	ELLENBOG. sagit.	0°–90°
SENDER Nr. SL 9	2-fach		A V 4		
			A V 3	HAND front.	0°–90°
			A V 2	HAND front.	270°–360°
SENDER Nr. SL 8	2-fach		A V 1	HAND sagit.	300°–30°
SENDER Nr. SL 10	1-fach		A VI 4	HÜFTE front.	45°–135°
			A VI 3	HÜFTE front.	315°–45°
			A VI 2	HÜFTE sagit.	70°–160°
SENDER Nr. SL 11	2-fach		A VI 1	HÜFTE sagit.	340°–70°
SENDER Nr. SL 13	1-fach		A VII 4	FUSS front.	320°–50°
			A VII 3	FUSS sagit.	300°–30°
			A VII 2	KNIE sagit.	90°–180°
SENDER Nr. SL 18	1-fach		A VII 1	KNIE sagit.	0°–90°

punktlinienschreibern

Bezirke eines Vollkreises sind durch verschiedene auf der Einzelleitungen im gleichen Kabel hinweisen. Zeitschreibung. Die Lichtpunktlinienschreiber 4 der

lesen: Die Sagittalbewegung im linken Schulterge- des Aggregates A VIII aufgezeichnet und von einem . 15 gemessen.

d) Schaltung zwischen Sendern und Lichtpunktlinienschreibern

An sich wäre es wünschenswert, jede Bewegungsrichtung jedes Gelenkes auf einem einzigen Lichtpunktlinienschreiber zu registrieren, um durch klare räumliche Trennung der Kurven Irrtümer zu vermeiden. Bei dieser Art der Schaltung wäre jedoch entsprechend der Zahl von 13 auf jeder Körperseite zu messenden Gelenkbewegungsrichtungen 13 Lichtpunktlinienschreiber nötig, für beide Körperseiten 26. Um aus Kostengründen diese große Zahl zu verringern, werden auf manchen Lichtpunktlinienschreibern die Bewegungsausschläge zweier Gelenkrichtungen abgebildet. Dies bedeutet wegen der Überschneidung der Kurven für die Auswertung der Kurven eine Störung und eine Erschwerung in der Anschaulichkeit. Die Gefahr von Verwechslungen wird freilich dadurch geringer, daß ein auf die Zehntelsekunde genau übereinstimmendes Überspringen der Bewegung von einem Senderbereich in den anderen praktisch kaum vorkommt.

Das genaue Schaltschema ist in Abbildung 15 dargestellt. In die Kreise, die die Sender darstellen, sind raumgerecht die Sender in diejenigen Winkelbezirke eingezeichnet, die sie ausmessen. Unter Aggregat ist ein Lichtpunktlinienschreiber, der gleichzeitig vier Lichtpunktlinien schreibt, zu verstehen. Die Aggregate sind mit römischen, die vier Lichtpunktlinienschreiber des einzelnen Aggregates mit arabischen Ziffern bezeichnet. Die neben den Sendern und den Lichtpunktlinienschreibern verzeichneten Winkelgrade ergeben den Meßbezirk der Teilsender nach den in Abbildung 6 dargestellten Grundsätzen.

Die oberste Zeile der linken Seite des Schaltschemas ist demzufolge in nachstehender Weise zu lesen: Der Lichtpunktlinienschreiber Nr.4 des Aggregates VIII zeichnet Gelenkausschläge des Senders Nr.15 aus der sagittalen Schultergelenkbewegungsrichtung im Bewegungsbezirk von $150°$ bis $240°$.

Die Aggregate A I bis A IV und A VIII bis A XI registrieren Gelenkbewegungen der oberen Extremität, die restlichen Aggregate Bewegungen der unteren Extremität, mit Ausnahme der Sender 10 bzw. 23, die an die Aggregate A VIII bzw. A X angeschlossen sind, in das aus Raumgründen die Aufzeichnungen der axialen Hüftgelenkbewegung mitaufgenommen sind.

Die Lichtpunktlinienschreiber A X 2 und A III 2 dienen als Zeitschreiber, A V 4 und A XII 4 stehen für andere Zwecke zur Verfügung.

e) Regeln für die Befestigung der Sender an der Versuchsperson

Die Fixierung der Sender an der Versuchsperson muß so beschaffen sein, daß sie den echten Winkel, den zwei in einem Gelenk zusammenstoßenden Röhrenknochenenden bilden, messen. Dazu müssen folgende Voraussetzungen erfüllt sein:

1. Die Drehachse des Senders muß genau mit der Drehachse des Körpergelenkes zusammenfallen.
2. Die Stellung des Senders muß zuverlässig während des ganzen Versuches eingehalten werden können.

Die Einhaltung dieser letzten Bedingung ist außerordentlich schwierig. Ihr wäre einwandfrei nachzukommen, wenn die Sender in direkte Verbindung mit den Skelettknochen der Versuchsperson gebracht werden würden, was sich zumindestens an bestimmten Skelettstellen verbietet. Das Anbringen der Sender auf der Haut, etwa durch Aufkleben, garantiert keine ausreichend zuverlässige Unverrückbarkeit ihrer Lage, weil sich bei Bewegungen der Gliedmaßen die Weichteile verformen. Zur Klärung dieser methodisch wichtigen Frage wurden zahlreiche Untersuchungen an Versuchspersonen und an Abgüssen von Gliedmaßen in verschiedenen Stellungen gemacht, die zu keinem brauchbaren Ergebnis führten und auf deren Wiedergabe daher verzichtet werden soll.

Für die Anbringung der Halterungen am Körper der Versuchsperson müssen Gegenden ausgesucht werden, in denen die den Skelettknochen bedeckenden Weichteile möglichst dünn sind, z.B. vordere Schienbeinkante, Kniegelenk, Beckenkamm.

Für die Messung der Bewegung des Hüftgelenkes, eines Kugelgelenkes von drei Freiheitsgraden, ist die Benutzung einer technisch ziemlich aufwendigen Halterung notwendig, da das Hüftgelenk von einem dicken Weichteilmantel umgeben ist, der sich bei Bewegungen so stark verformt, daß sich auf der Haut über dem Hüftgelenk keine Meßgeräte unverrückbar befestigen lassen.

f) Justierung der Sender

Voraussetzung für die Gewinnung brauchbarer Meßergebnisse ist eine möglichst genaue Übereinstimmung der Senderdrehachse mit der Gelenkdrehachse. Zur Justierung der Senderachse dient ein Justiergerät (Abb.16). Es besteht aus einem U-förmigen Leichtmetallbügel, dessen beide Enden eine

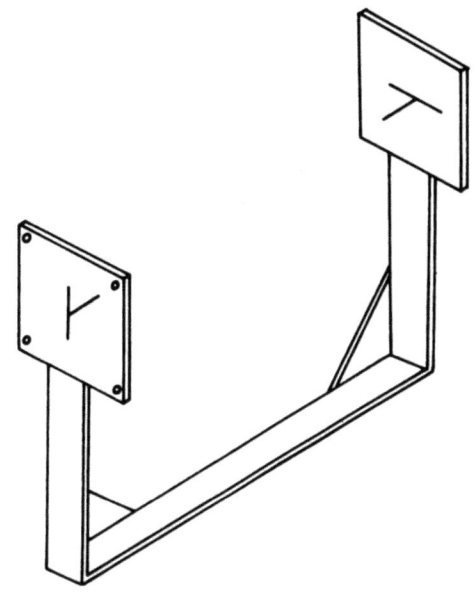

A b b i l d u n g   16

Gerät zur Justierung der Senderdrehachse auf die Drehachse
des Körpergelenkes

Zwei durchsichtige Kunststoffplatten an U-förmiger Halterung, von deren Mittelpunkten je ein Metallstift auf den Mittelpunkt der gegenüberliegenden Platte zeigt. In die horizontale der einen und die vertikale Mittellinie der anderen ist je ein gleich langer Metallstift eingelassen. Wenn beim Visieren durch die beiden Platten horizontaler und vertikaler Strich ein Kreuz bilden, in dem die beiden Schenkel sich halbieren, ist das Gerät richtig justiert.

durchsichtige quadratische Kunststoffplatte von einer Seitenlänge von 45 mm tragen, aus deren Mittelpunkt je ein 10 mm langer Metallstift senkrecht herausragt, und zwar in der Weise, daß sich beide Stifte gegenüberstehen. In die Fläche der quadratischen Platten ist in der einen Platte in der horizontalen, in der anderen in der vertikalen Halbierungslinie ein 15 mm langer Draht eingelassen, so daß beim Visieren durch beide Platten die beiden Drahtstifte ein Kreuz bilden. Wenn diese beiden Stifte sich gegenseitig in ihrer Länge genau halbieren, ist das Gerät richtig justiert.

Die Verbindung des Justiergerätes mit der Justierplatte des Sender (Abb.17) geschieht auf folgende Weise: Die eine der Kunststoffplatten des Justiergerätes trägt vier Bohrungen, von denen zwei zur Aufnahme von zwei diagonal angeordneten Halterungsstiften, die beiden anderen mit Gewinde versehen zum Anschrauben an die Justierplatte dienen.

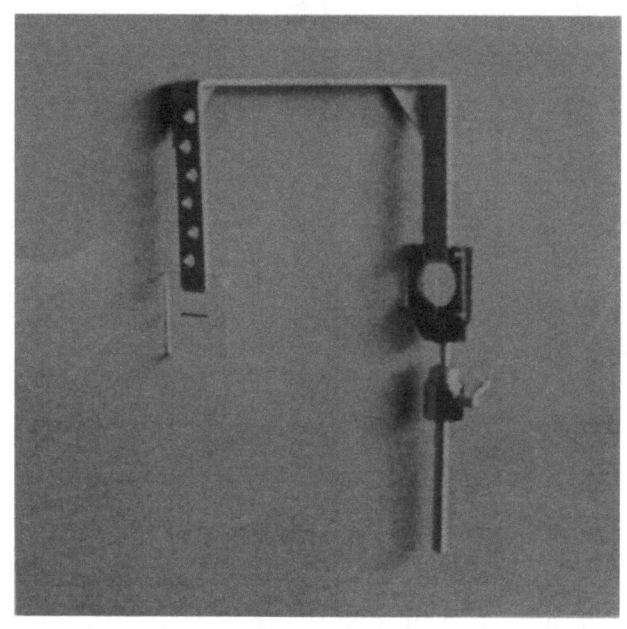

Abbildung 17

Mit Senderplatte verbundenes Justiergerät

<u>Die Bestimmung der Drehachse eines Gelenkes</u> und die Justierung der Drehachse des Senders auf diese geschieht folgendermaßen:

Die nach beiden Seiten hin verlängert gedachte Drehachse des Gelenkes der Versuchsperson wird an der Durchtrittsstelle durch die Haut nach Augenmaß mit je einer Schrotkugel markiert, die mit Heftpflaster festgeklebt wird. Dann wird die an der allgemeinen Halterung angebrachte Senderhalterung mit dem mit ihr fest verbundenen Justiergerät so lange auf die Drehachsenrichtung des Körpergelenkes hin bewegt, bis die Gelenkachse und Senderachse, bzw. Achse des Justiergerätes übereinstimmen. Daraufhin werden Röntgenbilder in zwei Ebenen angefertigt, auf dem sich die knöchernen Teile des Gelenkes, sowie die auf den Scheiben des Justiergerätes befindlichen Drahtstifte und die beiden auf die Haut geklebten Schrotkügelchen abbilden. Erstere zeigen die Lage der Justiergerätachse, letztere die der angenommenen Gelenkdrehachse. Die echte Gelenkdrehachse wird nunmehr an den von den Anatomen angegebenen Stellen eingezeichnet, und es läßt sich erkennen, in wie weit die Markierungen des Justiergerätes und der gedachten Gelenkachse mit der wahren anatomischen Gelenkachse übereinstimmen. Durch entsprechende Verschiebungen des Justiergerätes in Richtung auf die wahre Gelenkachse und mit Hilfe des Röntgenbildwandlers oder durch neue Röntgenaufnahmen kann schließlich erreicht werden, daß Körpergelenkachse und Senderachse in Deckung gebracht oder zumindestens einander stark genähert werden.

Das Kugelgelenk der Senderhalterung wird nunmehr fest arretiert und das Justiergerät durch den Sender ersetzt.

Die Röntgenaufnahmen von der letzten Justierung sind sorgfältig aufzubewahren. Nach Abschluß des Versuches erfolgt nach Abnahme der Sender und Aufschrauben des Justiergerätes eine Abschlußröntgenaufnahme, die mit der ersten Röntgenaufnahme verglichen wird, um festzustellen, inwieweit sich während des Versuches der Sender verschoben hat und dadurch die Meßergebnisse beeinträchtigt worden sind.

5. Organisation des großen Versuches

Die fortlaufende Messung von Bewegungen der menschlichen Gliedmaßengelenke bei Arbeit und Sport mit der hier angegebenen Methode erfordert so große Vorbereitungen (Abb.18), daß sich ihre Anwendung bei einem kleineren Untersuchungsvorhaben nicht lohnt. Beabsichtigte Einzeluntersuchungen müssen zusammengefasst werden zu einem großen, sich nötigenfalls über mehrere Stunden erstreckenden Hauptversuch.

Auch die Rücksichtnahme auf die Versuchsperson verbietet die Anwendung dieser Methode, wenn nur wenige Messungen ausgeführt werden sollen, denn die Anbringung der Halterung an die Versuchsperson, die Justierung der Sender mit Hilfe des Röntgenverfahrens und vieles andere mehr bedeutet für sie erhebliche Unbequemlichkeiten. Auch der zur exakten Durchführung eines Versuches notwendige Einsatz eines größeren Stabes von Mitarbeitern ist nur gerechtfertigt bei Großversuchen.

Vor dem Versuch sind diejenigen Bewegungen, deren Messung beabsichtigt ist, klar zu beschreiben mit Angabe der Zahl der Wiederholungen, der Bewegung, der zu benutzenden Geräte, Werkzeuge, Maschinen, des Bodens usw., und mit der Versuchsperson durchzuprobieren.

Da manche Teile der Halterung, besonders die des Hüftgelenkes, eine nicht unbeträchtliche Masse darstellen, besteht die Möglichkeit, daß sie ihre räumliche Lage bei solchen Bewegungen, bei denen es zu einer stärkeren Beschleunigung kommt, verändern, wodurch die Genauigkeit der Justierung von Gelenk- und Senderachse leidet und damit die Untersuchungsergebnisse mehr oder weniger stark gefälscht werden. Aus diesem Grunde soll die Reihenfolge der Bewegungen in der Weise festgesetzt werden, daß der Gesamtversuch mit Bewegungen beginnt, die verhältnismäßig langsam und bei denen die Gelenkausschläge nicht zu groß sind, und daß an das Ende die

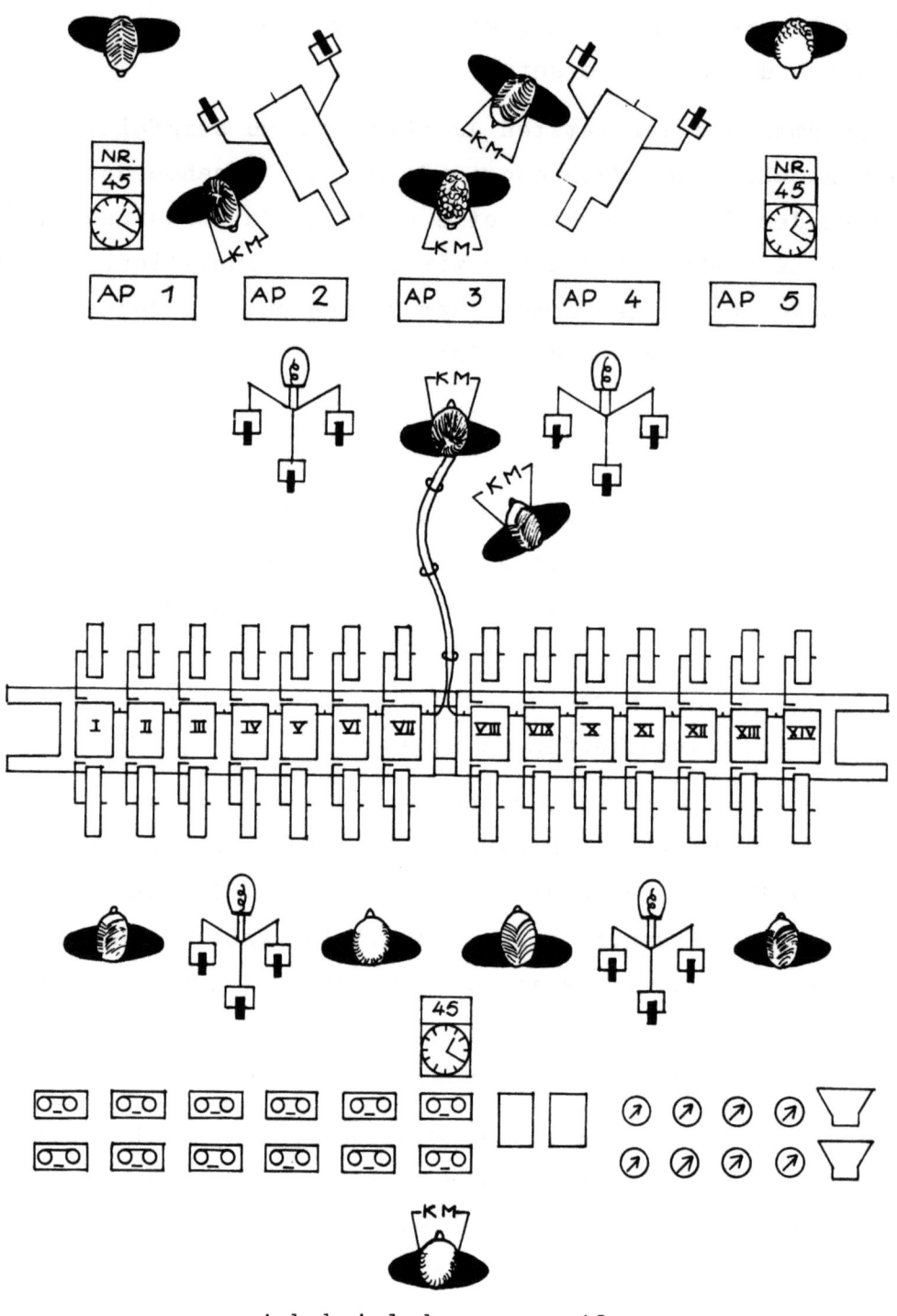

Abbildung 18

Am unteren Rande der Skizze der Versuchsleiter. Vor ihm links die Tonbandgeräte, rechts die akustischen und optischen Synchronisiergeräte. Vor dieser Gruppe die 14 Lichtpunktlinienschreiber mit zwei Elektronenblitzgeräten zur optischen Synchronisierung und die aus vier Mann bestehende Bedienungsgruppe. Vor den Lichtpunktlinienschreibern, mit diesen durch ein langes Kabel verbunden, die Versuchsperson vor fünf verschiedenen Versuchs- bzw. Arbeitsplätzen. Neben ihr Assistent 1, jenseits der Versuchsplätze Assistent 2 und zwei Filkameren mit zwei Kinooperateuren und zwei Helfern. Neben letzteren eine Platte mit der Nummer des jeweiligen Versuches und der Uhrzeit, die von den Kameren mitaufgenommen werden. Versuchsperson, Versuchsleiter, seine Assistenten, sowie die Kinooperateure sind mit Kehlkopfmikrophonen versehen, die mit den Tonbandapparaten verbunden sind. Auf die Kabelverbindungen zwischen Personen und Geräten, sowie bei Geräten untereinander ist um der Übersichtlichkeit halber verzichtet worden mit Ausnahme der Kabelverbindung zwischen der Versuchsperson und der Gruppe der Lichtpunktlinienschreiber. Weitere Helfer, wie Mechaniker für die Lichtpunktlinienschreiber sind nicht eingezeichnet.

Bewegungen mit großen Gelenkausschlägen gesetzt werden und Bewegungen, die mit großer Geschwindigkeit ausgeführt werden müssen, den Schluß bilden.

Die von der Versuchsperson ausgeführten Bewegungen werden gefilmt, um etwaige Schwierigkeiten oder Meinungsverschiedenheiten in der Deutung der von den Lichtpunktlinienschreibern aufgezeichneten Bewegungskurven durch Zuhilfenahme der Filmaufnahme beheben zu können. Ein Filmapparat nimmt die Gesamtbewegungen der Versuchsperson auf, ein weiterer mit Naheinstellung die Tätigkeit der Hände. Auf die Einbeziehung der Finger- und Zehengelenke in die Messung durch Meßgeräte wurde bewußt verzichtet, weil nicht nur die Meßapparatur außerordentlich kompliziert werden würde, sondern weil auch das Gewicht der Untersuchungsapparatur, das an das Ende der Gliedmaßen zu liegen käme, den natürlichen Fluß der Bewegungen stören und fälschen würde. Da die Hände jedoch denjenigen Bewegungsabschnitt der oberen Gliedmaßen darstellen, der die eigentliche Verbindung zwischen Rumpf und Umwelt herstellt, wodurch rückwirkend die Stellung der Armgelenke maßgeblich beeinflußt wird, ist das Festhalten der Bewegungen der Hände im Film für die spätere Deutung des Bewegungsablaufes der oberen Gliedmaßen dringend notwendig.

Die Filmgeschwindigkeit wird entweder auf 20 Aufnahmen (anstelle der üblichen 16) je Sekunde eingestellt; da die Vorschubgeschwindigkeit des Registrierpapierstreifens bei der Untersuchung von Arbeitsbewegungen 10 mm/sec beträgt, entfallen auf 1 cm Kurvenlänge zwei Filmbilder oder auf 13 Aufnahmen, da dann der je Sekunde belichtete Filmstreifen etwa 10 cm der Länge des pro Sekunde verbrauchten Registrierpapiers entspricht. Diese einfachen Zahlenverhältnisse erleichtern die Auswertung der Kurven.

Über den Gesamtversuch muß ein eingehendes lückenloses Protokoll vorliegen. Da zur schriftlichen Registrierung der zahlreichen festzuhaltenden Daten wegen der Zügigkeit, in der der Versuch ablaufen muß, keine Zeit vorhanden ist, wird das Protokoll am zweckmäßigsten auf ein ununterbrochen von Anfang bis Ende des Gesamtversuches laufendes Tonbandgerät gesprochen.

Von entscheidender Wichtigkeit für die spätere einwandfreie Auswertung des Gesamtversuches ist die präzise Synchronisierung der Lichtpunktlinienschreiber mit den Filmaufnahmen und den besprochenen Tonbändern. Zu diesem Zwecke werden von einem zentralen Schalter aus akustische und optische Zeichen ausgelöst, und zwar die für die Tonbandgeräte bestimmten akustischen durch elektrische Hörner, die für die Lichtpunktlinienschreiber und Filmgeräte bestimmten optischen durch Elektronenblitzgeräte.

Sowohl die Tonbandgeräte als auch die akustischen und optischen Synchronisierungsgeräte sollen doppelt vorhanden sein und doppelt ausgelöst werden, damit beim Ausfall eines Gerätes keine Lücke in der Synchronisierung entsteht.

Die zu einer Versuchsbewegung jeweils gehörenden Film- und Registrierpapierstreifen der Lichtpunktlinienschreiber werden numeriert, und zwar die Registrierstreifen durch Aufschreiben der Nummer der Versuchsbewegung auf das Papier unmittelbar, auf die Filmstreifen durch Mitphotographieren der vorgehaltenen Nummer.

Die speziellen Vorbereitungen für den großen Versuch müssen spätestens am Tage vor dem eigentlichen Versuch abgeschlossen sein. Diese Vorbereitungen bestehen in

1. der Fertigstellung des Verzeichnisses der zu untersuchenden Bewegungen, geordnet in einer genauen Reihenfolge,
2. Herrichtung der einzelnen Versuchsplätze, z.B. Hobelbank, Bohrmaschine und Bereitlegung der Werkzeuge, Sportgeräte u.Ä.
3. Montage der Lichtpunktlinienschreiber und der dazugehörigen Netzanschlußgeräte auf die Versuchswagen und Hintereinanderschalten der Wagen.
4. Ausprobieren der Lichtpunktlinienschreiber auf ihr Funktionieren.
5. Einstellung der Sender und Teilsender auf die Nullstellung.
6. Soweit bei den einzelnen Gelenken möglich, Justierung der Gelenk- und Senderachsen mit Hilfe von Röntgenstrahlen.
7. Einstellung der Filmaufnahmegeschwindigkeit auf 13 oder 20 Aufnahmen je Sekunde.
8. Bereitlegung der für den Versuch notwendigen Mengen von Lichtpunktlinienschreiberpapier, Filmen und Tonbändern.
9. Einweisung der Helfer auf ihre besonderen Aufgaben.

Am Versuchstag selbst besteht die Hauptvorbereitung in der Anlegung der Senderhalterungen an die Versuchsperson, sowie in der endgültigen Justierung von Gelenkachsen und Senderachsen.

Hiernach müssen die Lichtstrahlen der Lichtpunktlinienschreiber auf die Bewegungsbezirke der einzelnen Sender eingerichtet werden. Zu diesem Zweck nimmt die Versuchsperson die Grundhaltung ein, aus der, wie in

Abbildung 6 dargelegt, die Benennung der Winkelbezirke der einzelnen
Richtungen abgeleitet wird. Hiernach werden die Lichtpunktlinienschreiber eingeschaltet, und die Registrierpapierstreifen werden mit der langsamsten Vorschubgeschwindigkeit in Gang gesetzt. Die sich jetzt auf dem
Registrierpapier abbildenden Lichtpunkte der einzelnen Lichtpunktlinienschreiber werden nunmehr so lange seitlich verschoben, bis ihre Lage der
Lage des Gelenkwinkels auf den Registrierpapierstreifen entspricht, den
das betreffende Gelenk bei Grundstellung der Versuchsperson einnimmt.
Wenn bei der Grundstellung die Nullstellung der Sender und die Nullstellung des Bewegungsbezirkes identisch ist (s.Abb.6), beispielsweise bei
der Frontalbewegung des Schultergelenkes, kommt der Lichtpunkt auf die
Nullinien der Sender zu liegen. In den anderen Fällen dagegen ist er
seitlich um die Winkeldifferenz um die horizontaler, bzw. vertikaler
einerseits und um die Sendernullpunkte andererseits verschoben.

Jeder Einzelversuch soll durch die Einnehmung der Grundstellung durch
die Versuchsperson enden für die Dauer von etwa 1/2 Sekunde, um durch
Betrachten der Lichtlinienstreifen feststellen zu können, ob die in dieser Stellung gezeichneten Lichtlinienkurven denen der Grundstellung entsprechen. Wenn dies der Fall ist, befinden sich die Senderachsen nach
wie vor in der richtigen Stellung wie zu Beginn des Versuches, und der
Versuch kann weiterlaufen. Andernfalls sind die Senderachsen neu zu justieren, was eine empfindliche Störung des gesamten Ablaufes des Versuches bedeutet.

Der Versuch wird geleitet von einem Versuchsleiter, der allen Beteiligten seine Anordnungen gibt.

Der Versuchsperson stehen zwei Assistenten zur Verfügung, deren einer
die Halterung der Meßgeräte überwachen muß, deren anderer Handreichungen
bei den eigentlichen Versuchen ausführt.

Zur Bedienung der beiden Kameren stehen zwei Filmoperateure zur Verfügung, denen je eine weitere Hilfe beigegeben ist zum Auswechseln der
Filmspulen, zum Bewegen der fahrbaren Aufnahmestative und zum Vorhalten
der Markierungsziffern zu Beginn jedes Teilversuches. Die Markierungsziffern werden an ein Brett gehängt, auf dem eine Uhr mit Sekundenzeiger
geheftet ist, so daß zugleich die Uhrzeit mitregistriert wird.

Für die Bedienung eines jeden Lichtpunktlinienschreiberwagens sollten
wenigstens je zwei Personen zur Verfügung stehen, die insbesondere darauf
zu achten haben, daß sämtliche Lichtpunktlinienschreiber schreiben, und

daß das Abspulen des unbelichteten und das Aufspulen des belichteten Registrierpapieres funktioniert. Außerdem haben sie am Ende jeder Versuchsbewegung, nachdem die Versuchsperson die Grundstellung eingenommen hat, zu kontrollieren, ob die Lichtpunktlinienschreiberkurven auf den Nullinien der Sender laufen.

Weiterhin muß ein Techniker zugegen sein, dessen Aufgabe in der Beseitigung etwaiger Betriebsstörungen an den Lichtpunktlinienschreibern besteht.

Weitere Helfer sind notwendig zur Herbeischaffung und zum Auswechseln des belichteten und unbelichteten Registrierpapieres.

Der Versuchsleiter, die Versuchsperson, seine Assistenten und die Filmoperateure tragen Kehlkopfmikrophone. Sie müssen verhältnismäßig leise sprechen, damit ihre Angaben nur auf dem zuständigen Tonbandgerät registriert werden.

Der Einzelversuch läuft etwa folgendermaßen ab:
Der Versuchsleiter nennt die Nummer des Versuches und verliest die Beschreibung der Bewegung. Die Versuchsperson führt, vorläufig ohne Einschaltung der Lichtpunktlinienschreiber und der Filmapparate, die Bewegung vor, die nötigenfalls korrigiert wird. Auf das Registrierpapier der Lichtpunktlinienschreiber wird die Nummer des Versuches eingetragen, die Filmgeräte laufen eine Sekunde bei Vorhalten der Versuchsnummer. Auf die Frage, ob alles fertig ist und nach der bejahenden Antwort löst der Versuchsleiter unter Nennung der Uhrzeit gleichzeitig die Laufwerke der Lichtpunktlinienschreiber und der Kinoapparate aus und sofort hinterher die optischen und akustischen Synchronisierungszeichen. Unmittelbar hiernach beginnt die Versuchsperson mit der Ausführung der Bewegung. Durch das vom Versuchsleiter gerufene Wort "Halt" beendet die Versuchsperson die Bewegung, nimmt Grundhaltung ein und verharrt in dieser Stellung etwa 1/2 Sekunde, in welcher Zeit die Kontrollkurven für die Nullstellung der Sender geschrieben werden. Der Versuchsleiter bedient hiernach die Synchronisierungshebel und schaltet die Lichtpunktlinienschreiber und Filmapparate aus. Es folgt eine kurze Kritik des Teilversuches auf Tonband unter Berücksichtigung etwaiger Zwischenfälle. Die an den Lichtpunktlinienschreibern tätigen Helfer kontrollieren die in Grundstellung der Versuchsperson geschriebenen Kurven auf ihre richtige Lage in bezug auf die Sendernullpunkte, unterrichten den Versuchsleiter durch Zuruf von dem Ergebnis ihrer Kontrolle und dieser spricht auf sein Tonbandgerät, daß die Senderjustierung intakt ist.

6. Auswertung der von den Lichtpunktlinienschreibern geschriebenen Kurven

a) Auswertungstisch

Für die Auswertung der Registrierstreifen bedient man sich am besten eines Tisches in normaler Höhe, dessen Platte aus Milchglas besteht und die von unten beleuchtet werden kann (Abb.19). Am Holzrahmen der Tischplatte ist eine in der Längsrichtung verschiebbare Meßbrücke angebracht.

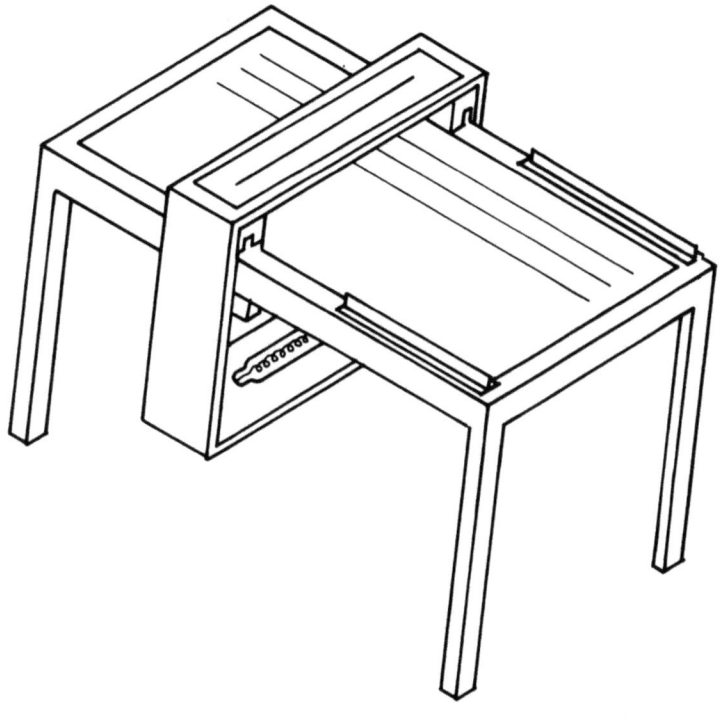

Abbildung 19

Arbeitstisch zur Auswertung der belichteten Registrierpapierstreifen
(Schema)

Die Tischplatte besteht aus Milchglas. Die in 6 cm Abstand, entsprechend der Breite des Registrierpapieres, sind in der Längsrichtung der Platte parallele Linien gezogen zur leichteren Einordnung der Registrierpapierstreifen. In der Längsrichtung des Tisches ist auf Winkelprofilen (in der Abb. nur teilweise gezeichnet) und Rollen (nicht gezeichnet) eine Meßbrücke verschiebbar, deren oberer Quersteg zwei mit Justierlinien versehene Glasplatten, davon nur eine gezeichnet, trägt, der untere eine Beleuchtungseinrichtung.

deren Oberteil aus zwei Stegen aus durchsichtigem Material besteht, etwa Plexiglas, und auf denen quer zur Längsrichtung des Tisches verlaufende haardünne Justierlinien angebracht sind, die gewissermaßen verschiebbare Ordinaten der Auswertungsplatte, bzw. der Registrierstreifen darstellen.

Parallel zu dieser Hauptjustierlinie können andere Linien angebracht werden, deren Abstand sich im Einzelfalle nach dem Auswertungszweck richtet. Der unterhalb der Milchglasplatte befindliche Steg der Meßbrücke trägt eine Beleuchtungseinrichtung.

Es empfiehlt sich, auch die Glasplatte mit einigen, genau parallelen, in der Längsrichtung verlaufenden Linien zu versehen, die als Leitlinien für das genaue parallele Ausrichten der Registrierstreifen dienen sollen.

Die Registrierstreifen werden vor ihrem Ausrichten diesseits und jenseits der Meßplatte mit Gewichten beschwert, die mit elastischen Klemmen an die Streifen geklemmt werden. Auf diese Weise legen sich die Streifen, ohne sich zusammenzurollen, der Platte an und können genau ausgerichtet werden. Nach der Justierung sämtlicher Streifen werden diese mit einer durchsichtigen Kunststoffplatte bedeckt, um jedes Verrücken während der Auswertung unmöglich zu machen. Die Kunststoffplatte ist durch Aufklemmen an die Tischplatte mit Schraubzwingen gegen verrutschen zu sichern.

Auf die Kunststoffplatte kann zur Unterstützung der Auswertungsarbeit der 16 mm-Schmalfilmstreifen gelegt werden.

b) Anordnung der Registrierpapierstreifen

Die Auswertung der Bewegungskurven kann nach folgenden Gesichtspunkten erfolgen:

1. nach dem gegenseitigen Bewegungsverhalten der verschiedenen Gelenke der gleichen Körperseite,
2. nach dem Verhalten der gleichnamigen Gelenke, bzw. ihrer gleichnamigen Bewegungsrichtungen der rechten und der linken Körperseite,
3. nach dem Verhalten von verschiedenen Körpergelenken beider Körperhälften.

Für die Zwecke der Auswertung nach der ersten Möglichkeit werden die Registrierstreifen der Aggregate I bis VII, bzw. VIII bis XIII dergestalt untereinander angeordnet, daß die Nullpunkte der Bewegungen genau untereinanderliegen (Abb.20). Für die Auswertung nach der zweiten Möglichkeit werden dagegen die Registrierstreifen der sich auf den beiden Körperseiten entsprechenden Aggregate untereinander angeordnet, also Streifen des Aggregates I mit der sagittalen Schulterbewegung der rechten Körperseite, dann Streifen des Aggregates VIII, Streifen der sagittalen Schultergelenkbewegung der linken Körperseite usw. (Abb.21). Was die Anordnung der

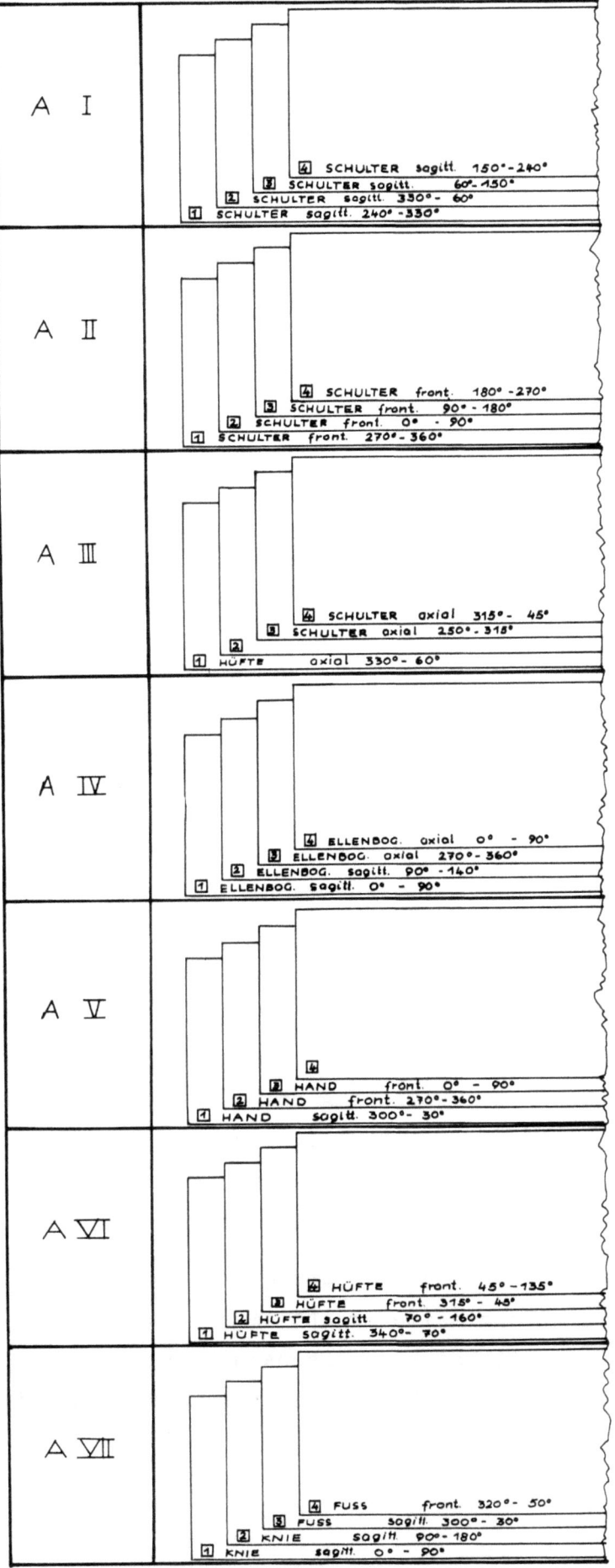

Abbildung 20

Anordnung der Registrierpapierstreifen der Aggregate I bis VII für die Auswertung der Kurven.

Rechts sind die Abbildungsstreifen für die einzelnen Lichtpunktlinienschreiber mit den dazugehörigen Bewegungsbezirken der Gelenke eingetragen.

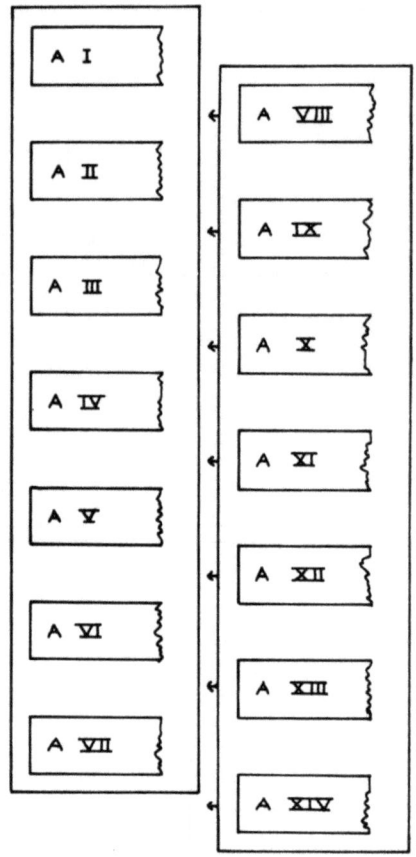

Abbildung 21

Anordnung der Registrierpapierstreifen für den Vergleich der Bewegungsausschläge der Gelenke der rechten und der linken Körperseite. Links Aggregate der linken, rechts Aggregate der rechten Körperseite. Die Registrierpapierstreifen werden kulissenartig ineinander verschoben, die Bewegungsnullpunkte müssen genau untereinander liegen.

Registrierstreifen bei der Fragestellung der dritten Möglichkeit angeht, so kann es zweckmässig sein, die gleiche Anordnung wie bei Möglichkeit 2 zu wählen oder aber die einzelnen Streifen je nach der besonderen Fragestellung untereinander anzuordnen. Je näher die Streifen aneinanderliegen, umso leichter für das Auge lassen sich die Kurven vergleichen.

Die Untereinanderanordnung der Registrierstreifen der sieben Aggregate einer Körperseite ergibt eine Gesamtbreite von 7 · 60 = 420 mm, eine Breite, die sich vom Beobachter noch leidlich übersehen läßt. Die Gesamtstreifenbreite bei der Anordnung nach Möglichkeit 2 beträgt jedoch das Doppelte, nämlich 84 cm.

) Deutung der Kurven

1. Die Durchwanderung des Lichtpunktes durch einen Bezirk von 1/2 mm Breite auf dem Registrierpapier bedeutet, daß ein Körpergelenkwinkel von 1° sich abgebildet hat.
2. Der Kurvenneigungswinkel richtet sich nach der Geschwindigkeit der Gelenkbewegung. Je steiler die Kurve, desto schneller die Bewegung. Die wirkliche Geschwindigkeit der Bewegung kann aus der Steigwinkelgröße und Vorschubgeschwindigkeit des Registrierpapieres berechnet werden.
3. Eine Aufwärtsbewegung der Kurve bedeutet, daß die Bewegung des Gelenkes in der in Abbildung 6 gezeichneten Pfeilrichtung erfolgt, das Fallen der Linie bedeutet, daß entgegen dieser Richtung bewegt wird.
4. Der horizontale Verlauf der Kurve kann zweierlei bedeuten:
   a) es ist ein Stillstand der Bewegung eingetreten,
   b) die Horizontale wird von einem z.Zt. nicht messenden Sender geschrieben, sofern diese Horizontale mit der Linie des Sendernullpunktes zusammenfällt.
5. Aus der Höhe des jeweiligen Kurvenabstandes von der Nullinie des Einzelsenders kann genau die jeweilige Lage des Körpergelenkwinkels im Raum bestimmt werden.

d) Lesen der Einzelkurve

Es sei an dieser Stelle nochmals wiederholt, daß jeder Teilsender einen Meßbereich von einem rechten Winkel hat und daß für die Abbildungen dieses Winkelbezirkes auf dem 60 mm breiten Registrierstreifen Teilstreifen von 45 mm zur Verfügung stehen, so daß also für die Abbildung eines Winkelgrades 1/2 mm zur Verfügung steht. Die 45 mm Abbildungsstreifen für die einzelnen Sender waren in je 4 mm gegeneinander versetzt, damit die Nullpunkte nicht aufeinander fallen.

Beim Einschalten des Stromes schwärzt der Lichtstrahl des Lichtpunktlinienschreibers bei Grundstellung der Versuchsperson die der Null- oder Anfangsstellung der Gelenke entsprechenden Stellen des Registrierpapieres. Es sei wiederum betont, daß die Nullstellung der Gelenke nicht mit der Nullstellung der Sender identisch ist, wie aus Abbildung 2 klar hervorgeht. Aus praktischen bewegungsphysiologischen Ursachen ist bei manchen Sendern der Teilsendernullpunkt gegen den Bewegungsnullpunkt verschoben.

In Abbildung 2 sind links von der Linie t_a die mit 1 bis 4 bezeichneten Teilsender mit den von ihnen abgebildeten Winkelbezirken dargestellt, sowie über ihnen im Bereich des Registrierpapierstreifens die Lage ihrer Abbildungsbezirke auf dem Streifen. Die von den einzelnen Lichtpunktlinienschreibern gezeichneten Kurven haben um der besseren gegenseitigen Unterscheidung willen verschiedenartigen Strichcharakter erhalten.

Der rechs von der Senkrechten t_a befindliche Streifenteil bildet die Kurve ab, die beim Armkreisen im Schultergelenk in der Frontalebene mit der Geschwindigkeit eines Vollkreises pro Sekunde entsteht, und zwar ist die Bewegung 2mal hintereinander ausgeführt.

Im einzelnen entstehen die Kurven folgendermaßen: Bei t_o beginnt der Vorschub des Registrierpapieres und die Lichtpunktlinienschreiber zeichnen auf der Nullinie der Sender verlaufende gerade parallele Linien. Bei t_o beginnt das Armkreisen des senkrecht nach unten gehaltenen Armes in Richtung nach außen oben. Entsprechend der Geschwindigkeit des Armkreisens steigt die Kurve steil an und entsprechend der Gleichmäßigkeit des Kreisens ist die ansteigende Kurve eine gerade Linie. Beim Erreichen der Horizontalen seitwärts außen ist der Senderbereich erschöpft, weshalb die Lichtlinienkurve senkrecht nach unten auf den Nullpunkt des Senders zurückspringt und jetzt wieder parallel zum Registrierstreifen verläuft. Die Schultergelenkbewegung selbst ist jetzt aufgenommen worden vom Teilsender 3, dessen Kurve im gleichen Winkel wie die des Senders 2 steil nach oben geht, bis sie die senkrechte Hebestellung des Armes erreicht hat, wo ihr Meßbezirk endet. Jetzt fällt ihr Lichtlinienstrahl steil nach unten auf die Nullinie des Teilsenders, und die Bewegung wird vom Sender 4 aufgenommen, und der Kurvenverlauf erfolgt in der gleichen Weise, wie soeben beschrieben. (Der leichteren Verständlichkeit halber erfolgt die Beschreibung der Kurven, als ob sie von links nach rechts geschrieben worden wären, in Wirklichkeit werden sie jedoch entsprechend des rechtsgerichteten Vorschubes des Papieres nach von rechts nach links geschrieben.)

Die in den Abbildungen 22, 23 und 24 dargestellten Kurven sollen die Abhängigkeit des Kurvenverlaufes von der Vorschubgeschwindigkeit des Papieres, von der Geschwindigkeit der Bewegung und der Größe der Bewegung zeigen. Sämtliche Bewegungen dauern 1 Sekunde und wiederholen sich 1mal. In jedem Querstreifen ist also 2mal hintereinander die gleiche Bewegung gezeichnet. Bei a beträgt die Vorschubgeschwindigkeit des Registrierpapieres 10 mm, bei b 50 mm und bei c 100 mm/sec. Die Kurve der Abbildung 22

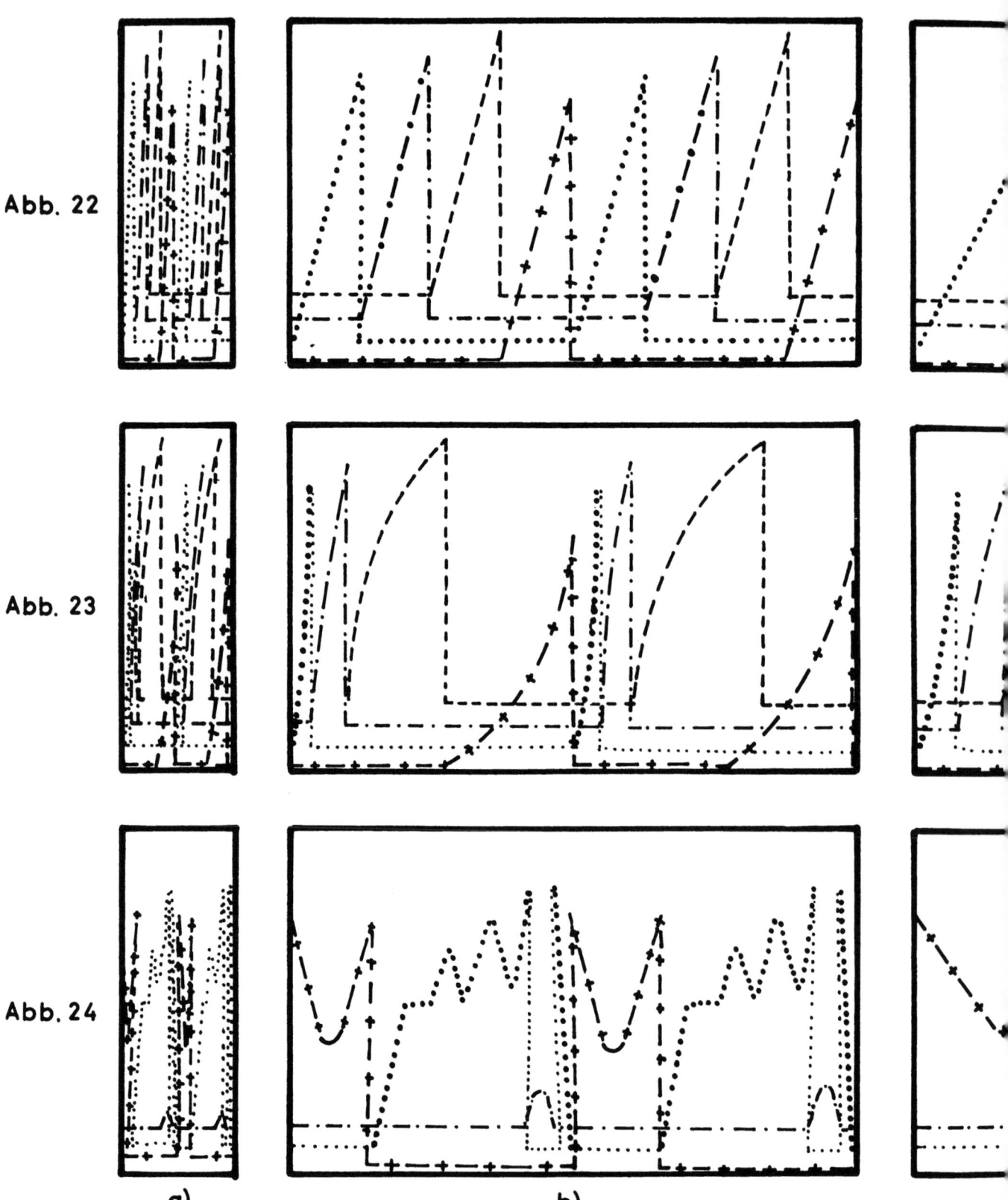

A b b i l d
Abhängigkeit der Sicherheit der Kurvendeutung von
Kurven von Bewegungen bei Vorschubgeschwindigkeit von a) 10
wegung in einer Geschwindigkeit von 1 Sekunde, 2mal hinterei
Sämtliche Bewegungen finden in der Frontalebene des Schulter

Abbildung 22: Armkreisen i
Abbildung 23: Armkreisen i
Abbildung 24: Komplizierte

Bei Vorschubgeschwindigkeit 10 mm/sec keine klare Auswertung

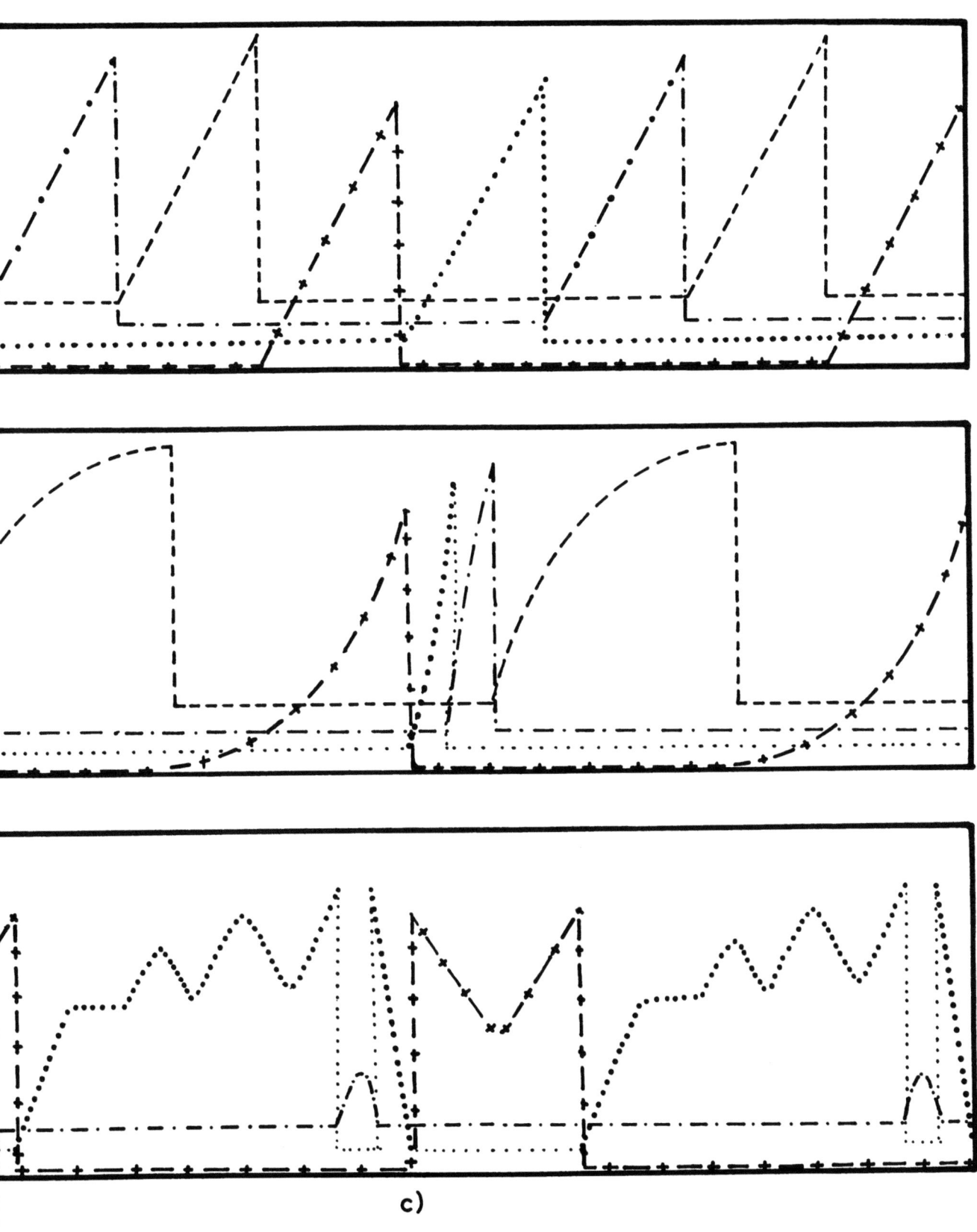

c)

2 bis 24
chubgeschwindigkeiten des Registrierpapieres
mm, c) 100 mm pro Sekunde. Bewegungstempo: je eine Be-
geführt.
statt.
äßigem Tempo,
abschwellendem Tempo,
ung, siehe Text Seite 49.
eit der Kurven.

stellt wieder einen in der Frontalebene des Schultergelenkes ausgeführten Kreisens in gleichmäßiger Geschwindigkeit dar. Abbildung 23 zeigt ebenfalls einen Kreis im gleichen Bewegungsbezirk und im gleichen Gelenk, dessen Geschwindigkeit jedoch rhytmisch abfällt und ansteigt.

Was den Vergleich der Kurven der Abbildung 22a und Abbildung 23a angeht, so ergibt sich folgendes: Während bei der Vorschubgeschwindigkeit von 10 mm der Kurvenverlauf des gleichmäßigen Armkreisens noch leidlich zu verfolgen ist, ist die in Abbildung 23a wegen der wechselnden Geschwindigkeit und dadurch bedingten Zusammendrängung der Kurven in manchen Abschnitten schwerer möglich. Man erkennt hieraus, daß bei einem Armkreisen in Sekundengeschwindigkeit die Vorschubgeschwindigkeit des Papieres von 10 mm zu gering ist. Bei der Vorschubgeschwindigkeit von 50 mm in den Abbildungen 22b und 23b sind die Kurven klarer differenzierbar, wenngleich nach Beginn der Bewegung sich die Kurven etwas drängen. Die Steigerung der Vorschubgeschwindigkeit hat bewirkt, daß auch diejenigen Bewegungsbezirke, in denen die Bewegung sich beschleunigt, die Kurven so weit auseinandergezogen sind, daß eine einwandfreie Beurteilung der Bewegungen möglich ist.

e) Lesen von Beispielen von Einzelkurven

Die in Abbildung 24 dargestellte Kurve liest sich folgendermaßen: Die Bewegung soll wie die beiden oben beschriebenen Bewegungen in der Frontalebene des Schultergelenkes stattfinden. Bei Beginn der Bewegung befindet sich der Arm der Versuchsperson genau in der Horizontalen über die Brust gelegt. Von dort aus senkt er sich auf 45° verhältnismäßig rasch, hebt sich wieder bis auf die alte Höhe und senkt sich von dort blitzartig zur Senkrechten nach unten, hebt sich verhältnismäßig gleichmäßig auf die alte Höhe und senkt sich von dort blitzartig zur Senkrechten nach unten, hebt sich verhältnismäßig rasch nach außen oben. Er gerät also jetzt in einen anderen Senderbezirk, was u.a. auch durch die grafische Änderung der Kurvenzeichnung zum Ausdruck kommt. Hier macht er drei schwingende, in ihrem Ausschlag sich nach oben steigernde Bewegungen, deren letzte über die Horizontale hinausgeht und demzufolge von dem Strich-Punkt-Linien schreibenden Sender aufgenommen wird. Da dieser Bewegungsteil im Anfang des Sendebereiches liegt, rutscht dieser Kurventeil an die Basis des Sendebereiches, also in die Gegend des unteren Randes des Registrierpapierstreifens. Nachdem sich die Bewegung noch einmal kurz erhoben hat, fällt sie steil zur Senkrechthaltung des Armes nach unten ab. Dann wiederholt sich dieser Vorgang noch einmal.

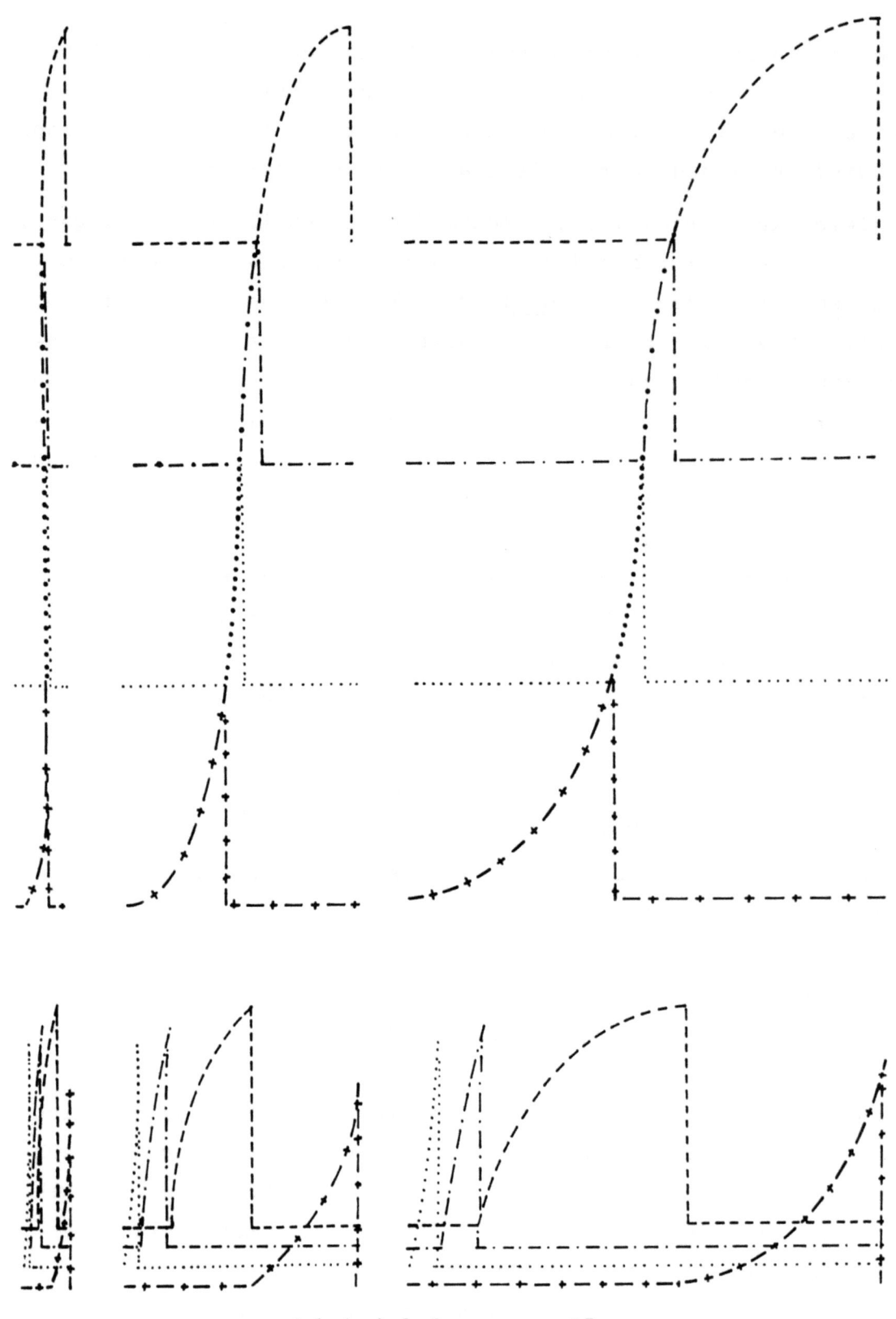

Abbildung 25

Abhängigkeit der Anschaulichkeit eines Kurvenbildes von der Wahl der Abbildungsart auf dem Registrierpapierstreifen. Kurve: Armkreisen in der frontalen Ebene des Schultergelenkes.
a, b, c Vorschubgeschwindigkeit von 10 mm/sec, 50 mm/sec und 100 mm/sec.

Unterstreifen (s.Abb.23): Vier Sender bilden die Kurven durch vier Lichtpunktlinienschreiber auf <u>einem</u> Registrierpapierstreifen von 60 mm Breite ab.

Oberstreifen: Vier Sender bilden ihre Kurven auf vier einzelnen Registrierpapierstreifen ab, so daß Überschneidungen vermieden werden. Die Kurve ist wegen ihrer Anschaulichkeit vom Geübten ohne Schwierigkeiten zu lesen.

Bei Beachtung der oben angegebenen Grundsätze macht die Deutung der Kurven keine wesentlichen Schwierigkeiten. Leider ist die Anschaulichkeit des Bewegungsablaufes dadurch beeinträchtigt, daß sich auf dem Registrierpapier die Senderbereiche nach oben und unten nicht aneinanderschließen, sondern daß sie um der Einsparung von Aggregaten willen unterbrochen werden. Die Abbildung 25 zeigt, wie bei Übereinanderliegen der Abbildungsbereiche der einzelnen Sender die Anschaulichkeit des Kurvenbildes gewinnt. Die Kurve stellt die aus der Abbildung 23 bekannte Kreisbewegung in der Frontalebene des Schultergelenkes mit An- und Abschwellen des Bewegungstempos dar. Der Kurvenverlauf im untersten Streifen ist in der Art, wie sie bei unserer Verwendung der Abbildungsbezirke auf dem Registrierpapier aussieht und oben, wie sie sich beim Nebeneinanderliegen der Registrierpapierstreifen darstellt.

7. Bewegungsphysiologische Bemerkungen

a) Allgemeines

Die Zahl der verschiedenen Alltags-, Berufs- und Sportbewegungen ist unübersehbar groß. Es wäre der Erforschung der Bewegungsvorgänge dienlich, wenn es gelänge, die Vielfalt der Bewegungen in Gruppen zu ordnen. Bei näherem Zusehen stehen jedoch diesem Vorhaben große Schwierigkeiten entgegen. Schon die Wahl des Ordnungsprinzipes läßt die Problematik der Frage erkennen. Soll die Gruppeneinteilung nach der Ähnlichkeit der Bewegungen erfolgen? Sollen sie sich nach dem späteren praktischen Verwendungszweck der Forschungsergebnisse richten, z.B. in der Versicherungsmedizin? Die Bedeutung der Untersuchungsergebnisse für das praktische Leben geht daraus hervor, daß bei früheren Untersuchungen ähnlicher Art sich herausstellte, daß bestimmte Alltagsbewegungen, die jedermann täglich ausführen muß, ungewöhnlich große Gelenkausschläge erfordern, wie beispielsweise das Anziehen eines Hemdes, einer Hose oder der Strümpfe, des Mantels, das Kämmen und ähnliches mehr. Dagegen werden die vom Beruf an die Gelenkbeweglichkeit gestellten Ansprüche als Folge der mehr und mehr um sich greifenden Rationalisierung durch Maschinenarbeit immer niedriger. Sollten etwa bei der Festsetzung der Renten im Laufe der Entwicklung der immer geringer werdende Bewegungsbedarf der Gliedmaßen bei der Arbeit berücksichtigt werden, so würde der Gegensatz zwischen Bewegungsbedarf bei der Arbeit und Bewegungsbedarf bei Alltagsbewegungen, welch letztere praktisch nicht rationalisiert werden können, immer größer.

Bei den Bewegungen der unteren Extremitäten läßt sich verhältnismäßig leicht ein Überblick gewinnen, weil ihre Bewegungen viel weniger differenziert sind als die der Arme. Die geringere Zahl typischer Beinbewegungen spiegelt sich auch in der Sprache wider, denn die Zahl der für die Beinbewegungen benutzten Bezeichnungen ist wesentlich geringer, als die für die Arme benötigten. Mit den Bezeichnungen Stehen, Gehen, Steigen, Springen, Treten, Laufen ist schon ein sehr großer Teil der Beinbewegungen umgrenzt. Auch aus der verhältnismäßig geringen Zahl der typischen Bezeichnungen und der Gesamtzahl der am Tage ausgeführten Beinbewegungen, die vielfach größer als die der Armbewegungen ist, läßt sich schließen, daß die einzelne Art der Beinbewegungen viel häufiger als der einzelne Typ der Armbewegungen vorkommt. Im Gebiet der Beinbewegung herrscht also eine gewisse Monotonie.

Sprachlich fällt noch ein anderer Unterschied zwischen der Bezeichnung der Bein- und Armbewegungen auf. Viele Tätigkeiten der Arme werden bezogen auf den Gebrauch eines Werkzeuges. Zwar finden sich auch für die Arme gewisse typische, nicht von einem Werkzeug abgeleitete Bezeichnungen, wie Halten, Fassen, aber in manchen dieser Beziehungen spiegelt sich doch auch schon wieder die Eigenschaft der Hand als Vielzweckewerkzeug. Vom Werkzeug her stammen Bezeichnungen wie Feilen, Hämmern, Hobeln, Waschen, Kämmen.

Der Ablauf eines typischen Bewegungsvorganges kann durch viele Umstände und Bedingungen erheblich verändert werden, beispielsweise das Gehen durch Untergrund, Schuhwerk, Steigung u.a., andere aus dem Gebiet der Armbewegungen durch das Gewicht der Werkzeuge. Die systematische Untersuchung mit Hilfe fein differenzierender Methoden wird die hier waltenden Gesetzmäßigkeiten erkennen lassen.

Nachstehend sind für die wichtige Bewegung des Gehens eine größere Anzahl von Faktoren aufgeführt, die den Ablauf eines normalen Gehvorganges mehr oder weniger stark beeinflussen.

b) Faktoren, die die Bewegung des Gehens beeinflussen können

Richtung	vorwärts		
	rückwärts		
	seitwärts	grätschen	
		übersetzen	Standbein vorn
			Standbein hinten
	bogenförmig	flach gekrümmt	
		stark gekrümmt	
		eckig	
Ebene	horizontal		
	steigend	eben	
		hügelig	
		stufenförmig	flach (Treppe)
			steil (Leiter)
	fallend	eben	
		hügelig	
		stufenförmig	flach (Treppe)
			steil (Leiter)
Arme	frei		
	gebunden	eine Hand (re., li.)	Krückstock
			Werkzeug
		zwei Hände	Werkzeug (Sense)
Bodenbeschaffenheit	unnachgiebig	Beton	
		Kleinpflaster	
		Grobpflaster	
	nachgiebig	Ackererde	
		Sand	
		Schnee	
Bodenhaftung	normal		
	gesteigert	Schuhwerk (Spikes)	
	verringert	nasser Lehm	
		Glatteis	

Fußbekleidung	barfuß	auf "schmerzlosem" Boden		
		auf "schmerzhaftem" Boden		
	nachgiebige Sohle	Gummi	flacher Absatz	
			mittlerer Absatz	
	mittelnachgiebige Sohle	Leder	flacher Absatz	
			mittlerer Absatz	
			hoher Absatz	
	unnachgiebige Sohle	Holz		
		Skistiefel		
Last	ohne			
	leichte	einseitig	Mappe	
		doppelseitig		
		symmetrisch	Kopf	
			Rücken (Rucksack)	
	schwere	einseitig	Koffer	
		doppelseitig		
		symmetrisch	Kopf	
Gelenke	frei beweglich			
	eingeschränkt beweglich	Hüftgelenk re.	sagittal	
			frontal	
			axial	
		Hüftgelenk li.	sagittal	
			frontal	
			axial	
		Kniegelenk re.		sämtlich in verschiedenen Bewegungsbezirken und Kombinationen
		Kniegelenk li.		
		Oberes Sprunggelenk re.		
		Oberes Sprunggelenk li.		
		Unteres Sprunggelenk re.		
		Unteres Sprunggelenk li.		
		Zehengelenke re.		
		Zehengelenke li.		

Gelenke	versteift	Hüftgelenk re.	sagittal	
			frontal	
			axial	
		Hüftgelenk li.	sagittal	
			frontal	
			axial	
		Kniegelenk re.		sämtlich in verschiedenen Winkelstellungen und Kombinationen
		Kniegelenk li.		
		Oberes Sprunggelenk re.		
		Oberes Sprunggelenk li.		
		Unteres Sprunggelenk re.		
		Unteres Sprunggelenk li.		
		Zehengelenke re.		
		Zehengelenke li.		
Beinlänge	regelrecht			
	verkürzt	bis 2 cm		
		bis 4 cm		jeweils bezogen auf Oberschenkel und Unterschenkel
		über 6 cm		
	verlängert	bis 2 cm		
		bis 4 cm		
Beinfolge	in regelrechtem Wechsel			
	nicht im regelrechten Wechsel	Bein vorgesetzt		
		Bein nachgezogen		
Tempo	in regelrechtem Tempo			
	in verlangsamtem Tempo			
	in beschleunigtem Tempo			
	im Wechseltempo			

Besondere Widerstände	Wind	mittel	von vorn
			von hinten
			von seitlich re.
			von seitlich li.
	Sturm		von vorn
			von hinten
			von seitlich re.
			von seitlich li.
	Wasser	flach	
		mittel	
		tief	
	Moor Schlick	flach	
		tief	

Die graphische Darstellung Abbildung 26 zeigt eindrucksvoll die große Zahl der Verbindungsmöglichkeiten zwischen den verschiedenen Faktorengruppen, die in sich nochmals gegliedert sind, was durch die jenseits der Faktorengruppen befindlichen Beginne einer weiteren graphischen Unterteilung angedeutet werden soll.

Aus der Kombination der verschiedenen Möglichkeiten ergeben sich dann Gehbewegungen, die sich in ihrem Kurvenablauf ganz wesentlich voneinander unterscheiden können.

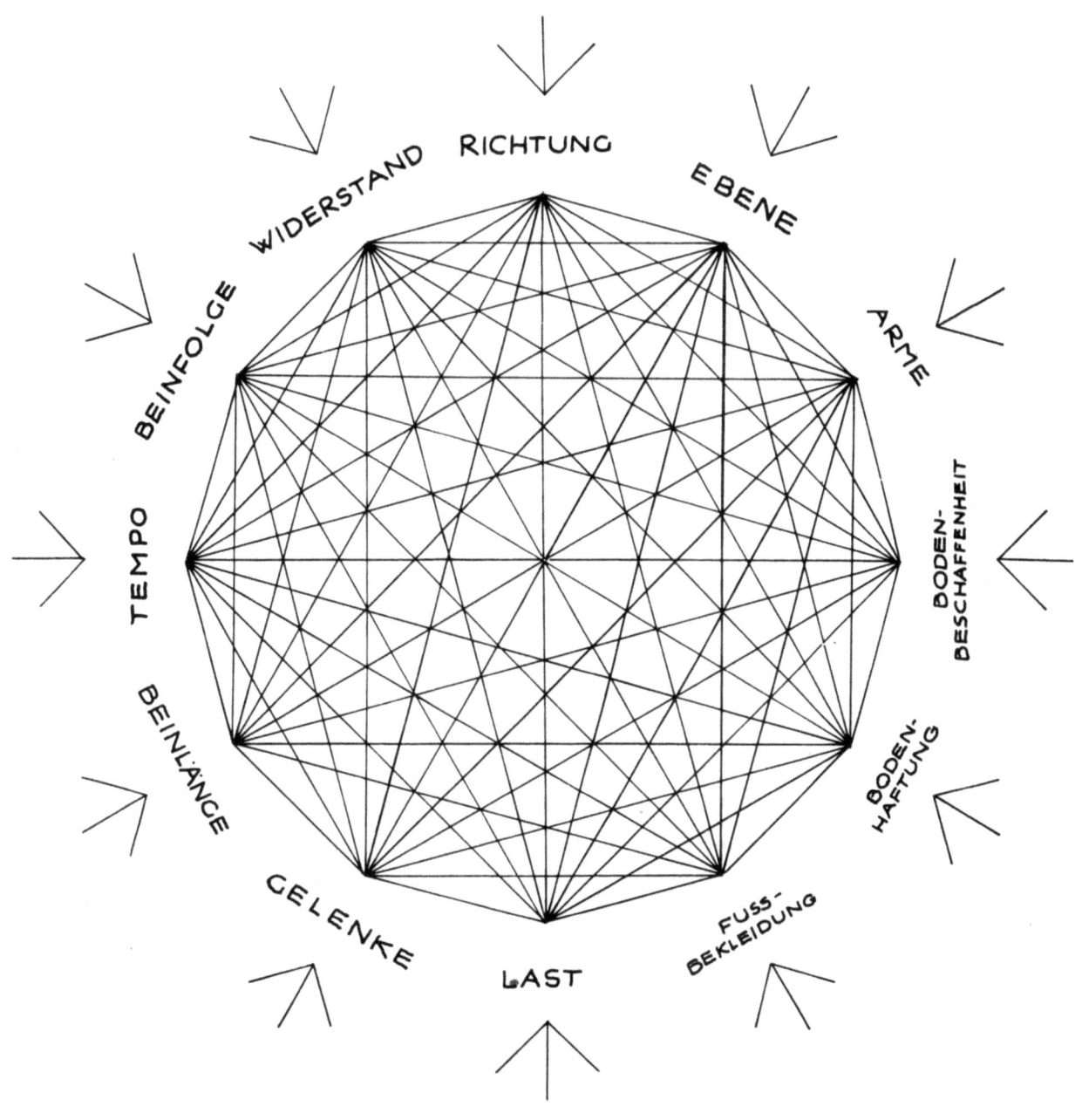

A b b i l d u n g   26

Kombinationsschema einer Anzahl von Faktoren welche die Bewegung des Gehens beeinflussen

8. Schlußbemerkungen

Die vorliegende Arbeit stellt einen Teilbericht aus einem größer gefaßten Forschungsvorhaben dar, das die Verfeinerung der Methode der fortlaufenden Schreibung von Bewegungskurven der menschlichen Gliedmaßengelenke zum Ziel hat. Der vorliegende Bericht befaßt sich nur mit der Beschreibung eines Teils der bisher erarbeiteten Methodik, aber noch nicht mit Ergebnissen. Dieser Teil des Arbeitsvorhabens ist späteren Berichten vorbehalten.

Der Fortschritt der vorliegenden gegenüber den früheren Methoden besteht in folgendem:

1. Nicht nur Anfangs- und Endwert einer Bewegung werden registriert, sondern diese wird in ihrem gesamten Ablauf ohne Unterbrechung geschrieben.
2. Die Methode der mechanischen Anzeige durch Schleppzeiger ist durch die Methode der Aufzeichnung durch den "masselosen" Lichtpunktlinienschreiber ersetzt worden.
3. Die Halterungen wurden verbessert.
4. Durch synchrone Messung der Bewegungen mit Lichtpunktlinienschreibern und Filmen mit Kinogeräten sind Irrtümer in der Deutung der Lichtkurven ausgeschlossen. Die Bedeutung der Kurven wird durch das Filmbild anschaulich gemacht, und die Auswertung wird erleichtert.
5. Für das Gehen als besonders wichtige Bewegung wurde ein Verzeichnis solcher Komponenten aufgestellt, die den Bewegungsablauf beeinflussen können.

Die Lesbarkeit und die Anschaulichkeit der von den Lichtpunktlinienschreibern geschriebenen Bewegungskurven leidet darunter, daß aus Kostengründen die Registrierpapierstreifen zugleich mit mehreren Kurven beschrieben werden müssen, als es der Anschaulichkeit des Kurvenbildes sienlich ist. Dieser Nachteil kann zwar dadurch wieder ausgeglichen werden, daß vom einzelnen Registrierpapierstreifen Kopien angefertigt werden können, die später in der Weise zusammengesetzt werden, daß die störenden Zerhackungen der Kurven entfallen und diese ohne Unterbrechungen fließend dargestellt werden. Da jedoch der Bedarf an Registrierpapier bei diesen Untersuchungen sehr groß ist, fragt es sich, ob aufs Ganze gesehen nicht der Einsatz einer größeren Anzahl von Lichtpunktlinienschreibern sparsamer ist, als die viel Arbeitsaufwand erfordernde spätere Montage der Kopien der Registrierpapierstreifen. Bei der Weiterentwicklung

der Apparatur sollte auf diesen Gesichtspunkt großes Gewicht gelegt
werden. Die in dieser Arbeit niedergelegten Erkenntnisse sind dadurch
nicht wertlos geworden. Die künftigen Änderungen beziehen sich lediglich
auf die der Schaltung zwischen Lichtpunktlinienschreibern und Sendern,
wodurch eher eine Vereinfachung als eine Komplizierung erfolgt.

Prof. Dr.med.habil.Kurt Herzog

FORSCHUNGSBERICHTE DES LANDES NORDRHEIN-WESTFALEN

Herausgegeben durch das Kultusministerium

MEDIZIN · PHARMAKOLOGIE

HEFT 84
Dr. H. Baron, Düsseldorf
Über Standardisierung von Wundtextilien
1954, 32 Seiten, DM 6,40

HEFT 94
Prof. Dr. G. Winter, Bonn
Die Heilpflanzen des MATTHIOLUS (1611) gegen Infektionen der Harnwege und Verunreinigung der Wunden bzw. zur Förderung der Wundheilung im Lichte der Antibiotikaforschung
1954, 58 Seiten, 1 Abb., 2 Tabellen, DM 11,50

HEFT 95
Prof. Dr. G. Winter, Bonn
Untersuchungen über die flüchtigen Antibiotika aus der Kapuziner- (Tropaeolum maius) und Gartenkresse (Lepidium sativum) und ihr Verhalten im menschlichen Körper bei Aufnahme von Kapuziner- bzw. Gartenkressensalat per os
1955, 74 Seiten, 9 Abb., 25 Tabellen, DM 14,—

HEFT 146
Dr.-Ing. F. Gruß, Düsseldorf
Sterilisation mit Heißluft
1955, 34 Seiten, 10 Abb., DM 7,70

HEFT 221
Dr. W. Meyer-Eppler, Bonn
Experimentelle Untersuchungen zum Mechanismus von Stimme und Gehör in der lautsprachlichen Kommunikation *1955, 56 Seiten, 24 Abb., DM 13,45*

HEFT 237
Dr. P. Endler und Dr. H. Ludes, Köln
Bericht über eine Studienreise zur Orientierung der heutigen Behandlung der Lungentuberkulose in den Vereinigten Staaten von Nordamerika
1956, 32 Seiten, DM 7,10

HEFT 257
Prof. Dr. G. Lehmann und Dr. J. Tamm, Dortmund
Die Beeinflussung vegetativer Funktionen des Menschen durch Geräusche
1956, 38 Seiten, 25 Abb., 3 Tabellen, DM 11,20

HEFT 258
Dr. H. Paul, Linz (Rhein) und Prof. Dr. O. Graf, Dortmund
Zur Frage der Unfälle im Bergbau
1956, 52 Seiten, 9 Abb., 22 Tabellen, DM 11,20

HEFT 300
Prof. Dr. E. Schütz und Privatdozent Dr. H. Caspers, Münster
Tierexperimentelle Untersuchungen über die Alkoholwirkungen auf Erregbarkeit und bioelektrische Spontanaktivität der Hirnrinde
1956, 44 Seiten, 6 Abb., 1 Tabelle, DM 9,55

HEFT 306
Prof. Dr. B. Rensch, Münster
Elektrophysiologische Untersuchungen zur Analysierung der Bildung von Assoziationen und Gedächtnisspuren in Gehirn und Rückenmark
Prof. Dr. A. Loeser, Münster
Akute und chronische Giftwirkungen sauerstoffhaltiger Lösungsmittel
1956, 36 Seiten, 9 Abb., DM 8,90

HEFT 325
Prof. Dr. E. Schratz, Münster
Pharmakognostische Untersuchungen am Medizinal-Rhabarber
1957, 62 Seiten, 29 Abb., 3 Tabellen, DM 17,90

HEFT 347
Prof. Dr. med. S. Ruff, Dr. med. F. Kipp, Dr. med. H. Hansteen und Dipl.-Phys. G. Müller, Bonn
Untersuchungen zur Frage der Gehörschädigungen des fliegenden Personals der Propellerflugzeuge
1957, 50 Seiten, 27 Abb., 3 Tabellen, DM 11,10

HEFT 359
Dr.-Ing. F. J. Meister, Düsseldorf
Veränderung der Hörschärfe, Lautheitsempfindung und Sprachaufnahme während des Arbeitsprozesses bei Lärmarbeiten
1957, 84 Seiten, 11 Abb., 40 Audiogramme, 41 Tabellen, DM 19,90

HEFT 387
Prof. Dr. med. W. Kikuth und Dozent Dr. med. L. Grün, Düsseldorf
Die Verhütung von Infektion durch Desinfektion des Raumes und der Raumluft
1957, 96 Seiten, 14 Abb., 20 Tabellen, DM 22,50

HEFT 394
Privatdozent Dr. med. W. Koch, Münster
Die Ablagerung radioaktiver Substanzen im Knochen
1958, 264 Seiten, 147 Abb., DM 51,—

HEFT 414
Dr. med. H. K. Parchwitz und Dr. med. C. Winkler, Bonn
Speicherung organischer Farbstoffe und künstlich radioaktiver Substanzen in Geschwülsten
1958, 46 Seiten, 14 Abb., DM 13,35

HEFT 416
Oberreg.-Gewerberat Dipl.-Ing. G. Steinicke, Hamburg
Die Wirkung von Lärm auf den Schlaf des Menschen
1957, 46 Seiten, 14 Abb., 8 Tabellen, DM 11,60

HEFT 446
Dr. med. G. Schäfer, Bonn
Glutationsstoffwechsel und Sauerstoffmangel
1957, 28 Seiten, 5 Tabellen, DM 6,40

HEFT 448
Dr. med. C. Winkler, Bonn
Ein Koinzidenz-Szintillometer zum Zwecke der Schilddrüsenfunktionsdiagnostik und der Tumordiagnostik
1957, 32 Seiten, 12 Abb., DM 8,35

HEFT 467
Prof. Dr. Dr. h. c. E. Klenk und Dr. phil. H. Faillard, Köln
Neue Erkenntnisse über den Mechanismus der Zellinfektion durch Influenzavirus
Die Bedeutung der Neuraminsäure als Zellreceptor für das Influenzavirus
1957, 52 Seiten, 5 Abb., DM 14,40

HEFT 468
Prof. Dr. med. Dr. med. dent. G. Korkhaus und Dr. med. dent. R. Alfter, Bonn
Die Vakuumwurzelbehandlung
1958, 48 Seiten, 51 Abb., DM 16,55

HEFT 486
Doz. Dr. med. E. Lerche und Dr. med. J. Schulze, Aachen
Hörermüdung und Adaptation im Tierexperiment
1958, 44 Seiten, 12 Abb., DM 10,55

HEFT 490
Hauptstelle für Staub- und Silikosebekämpfung des Steinkohlenbergbauvereins, Essen-Rüttenscheid
Zur Staub- und Silikosebekämpfung im Steinkohlenbergbau
1958, 90 Seiten, 47 Abb., 7 Tabellen, DM 26,20

HEFT 497
Oberarzt Dr. med. G. Mussgnug, Bottrop
Die Knochenveränderungen und der Knochenstoffwechsel beim Sudeck-Syndrom
1958, 58 Seiten, 18 Abb., DM 13,85

HEFT 517
Prof. Dr. med. G. Lehmann und Dr. med. J. Meyer-Delius, Dortmund
Gefäßreaktionen der Körperperipherie bei Schalleinwirkung
1958, 24 Seiten, 12 Abb., 2 Tabellen, DM 9,15

HEFT 530
Prof. Dr. med. O. Graf, Dortmund
Nervöse Belastung im Betrieb. I. Teil: Nachtarbeit und nervöse Belastung
1958, 52 Seiten, 10 Abb., DM 15,60

HEFT 538
Prof. Dr. K. Hinsberg, Düsseldorf
Reaktion zur Frühdiagnose von Krebserkrankungen
1958, 14 Seiten, 1 Abb., 3 Tabellen, DM 7,—

HEFT 555
Dipl.-Phys. K. Sellier, Bonn
Der Nachweis kleinster CO-Mengen in Körperflüssigkeiten
1958, 22 Seiten, 13 Abb., DM 9,10

HEFT 556
Prof. Dr. A. Gütgemann und Dr. med. G. Karcher, Bonn
Klinische und experimentelle Untersuchungen mit Hilfe einer künstlichen Niere
1958, 14 Seiten, 4 Abb., DM 7,10

HEFT 560
Prof. Dr. med. J. Vonkennel und Dr. G. Froitzheim, K.
Zur Prüfung silikonhaltiger Hautschutzsalben
1958, 22 Seiten, 4 Tabellen, DM 8,95

HEFT 571
Priv.-Doz. Dr. med. W. Klosterkötter, Münster
Zur Wirkung der Kieselsäure bei der Entstehung der Silikose
1958, 152 Seiten, 98 Abb., 7 Tabellen, DM 41,95

HEFT 577
Prof. Dr. med. S. Ruff, Bonn, Dr. med. K. Krieger, Bonn, Dr. med. G. Schäfer, Bonn, Dr. med. W. Hartwich, Bonn, Dr. med. O. Wünsche, Bad Godesberg, Dr. med. H. Braun, Bonn, und Dr. med. H. Hansteen, Bonn
Untersuchungen zur therapeutischen Anwendung des Sauerstoffmangels. 1. Mitteilung
1958, 118 Seiten, 30 Abb., 8 Tabellen, DM 29,10

HEFT 581
Obermedizinalrat a. D. Dr. med. F. Bassermann, Regensburg
Elektronenoptische Untersuchungen an Ultradünnschnitten des Tuberkulose-Erregers sowie der käsigen Gewebsnekrose und zum Problem des Vorkommens einer mycobakteriellen L-Phase
1958, 64 Seiten, 28 Abb., DM 18,90

HEFT 619
Prof. Dr. med. O. Graf und Dr. med. Dr. phil. J. Rutenfranz, Dortmund
Zur Frage der Belastung von Jugendlichen
1958, 66 Seiten, 18 Abb., 12 Tabellen, DM 16,50

HEFT 626
Deutsches Krankenhaus-Institut e.V., Düsseldorf
Arbeitsabläufe auf Krankenstationen
1959, 264 Seiten, 59 Abb., 24 Tabellen, DM 55,—

HEFT 635
Dr.-Ing. D. Dieckmann, Dortmund
Die Minderung der Schwingungsbelastung des Menschen in Kraftfahrzeugen
1958, 24 Seiten, 8 Abb., 1 Tabelle, DM 7,90

HEFT 679
Prof. Dr. med. V. Hoffmann und Gernot Büttner, Köln
Die Verletzungen von Autoinsassen. Ihre Entstehung und Verhütung
I. und II. Teil
1959, 394 Seiten, 180 Abb., 59 Tabellen, DM 66,—

HEFT 736
Dr. med. W. Teusch, Völklingen/Saar
Behebung der Störungen vitaler Lebensvorgänge und ihrer Folgestörungen
1959, 30 Seiten, DM 8,50

HEFT 855
Priv.-Doz. Dr. J. Gleiss, Düsseldorf
Soziologische Untersuchungen über die Säuglingssterblichkeit im Ruhrgebiet
1960, 31 Seiten, 5 Abb., 13 Tabellen, DM 9,90

HEFT 856
Prof. Dr. H. Reploh, Dr. G. Gängel und Dr. A. Nehrkorn, Münster
Untersuchungen über den Einfluß von Abwasser-Organismen auf Krankheitserreger
1960, 26 Seiten, 11 Abb., 11 Tabellen, DM 8,60

HEFT 860
Prof. Dr. Dr.-Ing. W. Dirscherl und
Priv.-Doz. Dr. R.-O. Mosebach, Bonn
Untersuchungen über die Wirkungsweise der Steroidhormone und den Umsatz der Organproteine
1960, 20 Seiten, 6 Abb., 3 Tabellen, DM 7,—

HEFT 899
Dr.-Ing. F. J. Meister, Düsseldorf
Aufzeichnung und Schallanalyse von Herzimpulsen mit Anwendungsbeispielen der Wirkung von Schallschocks auf den Menschen

---

Ein Gesamtverzeichnis der Forschungsberichte, die folgende Gebiete umfassen, kann bei Bedarf vom Verlag angefordert werden:

Acetylen / Schweißtechnik – Arbeitspsychologie und -wissenschaft – Bau / Steine / Erden – Bergbau – Biologie – Chemie – Eisenverarbeitende Industrie – Elektrotechnik / Optik – Fahrzeugbau / Gasmotoren – Farbe / Papier / Photographie – Fertigung – Gaswirtschaft – Hüttenwesen / Werkstoffkunde – Luftfahrt / Flugwissenschaften – Maschinenbau – Medizin / Pharmakologie / Physiologie – NE-Metalle – Physik – Schall / Ultraschall – Schiffahrt – Textiltechnik / Faserforschung / Wäschereiforschung – Turbinen – Verkehr – Wirtschaftswissenschaften.

If you have any concerns about our products,
you can contact us on
ProductSafety@springernature.com

In case Publisher is established outside the EU,
the EU authorized representative is:
**Springer Nature Customer Service Center GmbH
Europaplatz 3, 69115 Heidelberg, Germany**

Printed by Libri Plureos GmbH
in Hamburg, Germany